Thomas Kornbichler

Die Tiefenpsychologisch fundierte Psychotherapie

Thomas Kornbichler

Die Tiefenpsychologisch fundierte Psychotherapie

Eine praktische Orientierungshilfe

Kreuz

Bibliografische Information der Deutschen Bibliothek
Die Deutsche Bibliothek verzeichnet diese Publikation in der
Deutschen Nationalbibliografie; detaillierte bibliografische Daten
sind im Internet über http://dnb.ddb.de abrufbar

Kreuz Verlag, Stuttgart
in der Verlagsgruppe Dornier GmbH
Postfach 80 06 69, 70506 Stuttgart

www.kreuzverlag.de
www.verlagsgruppe-dornier.de

© 2006 Kreuz Verlag, Stuttgart
in der Verlagsgruppe Dornier GmbH

Alle Rechte vorbehalten
Umschlagbild und Umschlaggestaltung: P.S. Petry & Schwamb,
Agentur für Marketing und Verlagsdienstleistungen, Freiburg
Satz: de·te·pe, Aalen
Druck: Clausen & Bosse, Leck

ISBN 3-7831-2583-9
ISBN 978-3-7831-2583-2

Inhaltsverzeichnis

1 Einleitung   7

2 Richtlinienpsychotherapie: Deutschland nach 1945   9

3 *Tiefenpsychologisch fundierte Psychotherapie* als wissenschaftlich anerkanntes Verfahren   13

4 Bei welchen krankheitswertigen Störungen wird eine *Tiefenpsychologisch fundierte Psychotherapie* von den Krankenkassen finanziert?   19

5 Anwendungsformen und Leistungsumfang   39

6 Der Antrag auf *Tiefenpsychologisch fundierte Psychotherapie*   49

7 Psychodynamik der Konflikte   65

8 Dimensionen der tiefenpsychologisch fundierten Behandlungstechnik   95

9 Aus- und Weiterbildung in *Tiefenpsychologisch fundierter Psychotherapie*   111

10 Anhang   115

1 Einleitung

> »Da wo du bist,
> da wo du bleibst,
> wirke was du kannst,
> sei tätig und gefällig,
> und lass dir die Gegenwart
> heiter werden…«
> *Johann Wolfgang von Goethe*

Oft wird von der Vielzahl der psychotherapeutischen Verfahren berichtet, die den Hilfesuchenden angeboten würden. Von einem undurchschaubaren Psychomarkt ist die Rede. Die aufgrund ihrer seelischen Störungen bereits desorientierten PatientInnen würden durch die Fülle der Angebote nur noch mehr verwirrt.

Tatsache ist, dass in Deutschland nur drei Verfahren seitens der gesetzlichen Krankenkassen finanziert werden: die *Verhaltenstherapie*, die *Analytische Psychotherapie* und die *Tiefenpsychologisch fundierte Psychotherapie*. Die Privaten Krankenkassen halten sich in aller Regel ebenfalls an diese Vorgaben.

Im Hinblick auf den europäischen Vergleich sind wir in Deutschland damit bezüglich der Methodenvielfalt schlecht gestellt. Was die Finanzierung von Psychotherapie anbetrifft, sind wir aber wieder gut versorgt. Nicht dass wir zu viel Psychotherapie hätten – nur: wir sind nicht so schlecht versorgt wie die Bevölkerung in anderen Ländern.

Mehr als 50 % der kassenfinanzierten Psychotherapien sind *Tiefenpsychologisch fundierte Psychotherapien*. Diese Form der Psychotherapie – so die Formulierung einer psychologischen Praktikantin in unserem Ausbildungsinstitut – ist wie ein Elefant im Raum, den keiner wahrnehmen will. An den Universitäten und in der Öffentlichkeit werde wenig davon vermittelt.

Dieses Buch richtet sich vor allem an PatientInnen, aber auch an StudentInnen, psychotherapeutische KollegInnen und sonstige ExpertInnen in der psychosozialen Arbeit. Es ist die Dokumentation und Reflexion einer langjährig bewährten Praxis. Es ist eine allgemeinverständliche und vom Umfang her begrenzte Darstellung der *Tiefenpsychologisch fundierten Psychotherapie*. Fachliche Details und fachsprachliche Formulierungen konnten und sollten nicht immer berücksichtigt werden. Für die Diskussion kontroverser Einzelheiten ist sowieso die jeweils einschlägige Fachliteratur hinzuzuziehen.

Thomas Kornbichler   Berlin-Schöbendorf, Januar 2006

2 Richtlinienpsychotherapie: Deutschland nach 1945

Tiefenpsychologisch fundierte Psychotherapie ist die in Deutschland am häufigsten erbrachte Leistung in der psychotherapeutischen Versorgung. Die *Tiefenpsychologisch fundierte Psychotherapie* ist ein wirksames[1], praxiserprobtes, wissenschaftliches Verfahren. Im Zentrum der Behandlung stehen aktualisierte unbewusste Konflikte und die bewusste Durcharbeitung der psychotherapeutischen Beziehung.

Die Ausgestaltung der *Tiefenpsychologisch fundierten Psychotherapie* war und ist eng an die Entwicklung der kassenfinanzierten psychotherapeutischen Versorgung in Deutschland gekoppelt.

Bereits 1946 wurden in Berlin am »Institut für psychogene Erkrankungen der Versicherungsanstalt« (Leitung: Werner Kemper und Harald Schultz-Hencke) seitens einer öffentlich-rechtlichen Institution ambulante psychotherapeutische Leistungen honoriert. Aus der Versicherungsanstalt ging später die Allgemeine Ortskrankenkasse (AOK) hervor. Auch sie finanzierte psychotherapeutische Leistungen und führte das Institut für psychogene Erkrankungen weiter.

Gleichzeitig erweiterte die Einrichtung psychotherapeutisch-psychosomatischer Kliniken und die Etablierung der ersten psychotherapeutisch-psychosomatischen Bettenabteilungen an Universitätskliniken Ende der 40er Jahre die tiefenpsychologisch-psychotherapeutische Kompetenz innerhalb der Medizin.

Um den Anforderungen der ambulanten und stationären psychotherapeutischen Versorgung gerecht zu werden, war es nötig, den jeweiligen Zeit- und Finanzbudgets entsprechende psychotherapeutische Verfahren zu entwickeln. Die hochfrequenten Psychoanalysen erwiesen sich als ungeeignet. Kurzzeittherapien waren gefragt, um den Patienten zielgerichtet zu helfen.

In dieser Situation wurde 1958 für Ärzte die Zusatzbezeichnung »Psychotherapie« eingeführt. Bis heute können sich Ärzte aller Fachrichtungen über die Ärztekammern psychotherapeutisch qualifizieren. Inhaltlich orientiert sich diese Qualifikation überwiegend an psychodynamischen Verfahren, wobei die Fachkunde *Tiefenpsychologisch fundierte Psychotherapie* erworben wird.

1 Siehe hierzu die »Stellungnahme des Wissenschaftlichen Beirats Psychotherapie zur Psychodynamischen Psychotherapie bei Erwachsenen«, u. a. in: »Forum Psychotherapeutische Praxis«, 5 (1), S. 42–45, Göttingen 2005.

Die Zusatzbezeichnung »Psychoanalyse« wurde 1978 eingeführt. Mit ihr konnten sich Ärzte und Delegationspsychologen in der Fachkunde *Analytische Psychotherapie* qualifizieren. Entscheidend für die Ausgestaltung einer *Tiefenpsychologisch fundierten Psychotherapie* war 1967 der Erlass der Richtlinien über die Anwendung tiefenpsychologisch fundierter und analytischer Psychotherapie in der kassenärztlichen Versorgung durch den Bundesausschuss der Ärzte und Krankenkassen. Damit wurde Psychotherapie über eine Kannleistung hinaus erstmals als eine Pflichtleistung der gesetzlichen Krankenversicherung festgeschrieben.

In diesem Vertrag wurde Psychotherapie auf den Krankheitsbegriff der damals gültigen Reichsversicherungsordnung abgestimmt. Zudem wurden die Fragen nach Notwendigkeit, Zweckmäßigkeit und Wirtschaftlichkeit von Psychotherapie in der Krankenbehandlung thematisiert.

Als psychische Krankheit im Sinne der Reichsversicherungsordnung galten damals »aktuelle seelische Störungen, bei denen ein zeitlich und ursächlich abgrenzbarer Zusammenhang der Psychodynamik der Neurose mit einer gegenwärtig wirksamen Konfliktsituation angenommen werden muss«. Über die Beseitigung der aktuellen Störung hinausgehende psychotherapeutische Zielsetzungen wurden nicht als Aufgabe der kassenärztlichen Versorgung anerkannt.

In ihrem Kommentar zu den Psychotherapierichtlinien stellen Faber und Haarstrick fest, dass von der Psychoanalyse in der gesetzlichen Krankenversicherung eine Eingrenzung erwartet wurde, die ihrem bisher gewachsenen und in der Theorie systematisierten Selbstverständnis widersprach. In der kassenärztlichen Versorgung sollte die Psychoanalyse ausschließlich als Behandlungsmethode bei aktuellen seelischen Störungen in Anspruch genommen werden:

»Der psychotherapeutische Aufgabenbereich der gesetzlichen Krankenversicherung wurde in den Richtlinien festgelegt und begrenzt, um die sinnvolle Verwendung der Mittel der Versichertengemeinschaft zu sichern. Andererseits mussten die therapeutischen Gesichtspunkte einer Behandlung unter neurosenpsychologischen Kriterien in möglichst großem Umfang gewahrt werden, um den therapeutischen Prozess in seiner Eigengesetzlichkeit nicht zu stören.«[2]

Diese realen Anforderungen seitens der gesetzlichen Krankenversicherung brachten eine praktische Differenzierung der Psychoanalyse mit sich. Im Zusammenhang dieser Spezialisierung wurden die Praxis und der Begriff der *Tiefenpsychologisch fundierten Psychotherapie* mit den Richtlinien erst geschaffen.

Mit der Neufassung der Psychotherapie-Richtlinien 1976 wurde auch die Behandlung chronifizierter seelischer Störungen dem Aufgabenbereich der kassenpsychotherapeutischen Versorgung zugeordnet. Nun galt es auch längerfristig psychisch Behinderte zur Besserung ihres Zustandes und zur Wiedereingliederung in Familie, Arbeit und Gesellschaft durch krankenkassenfinanzierte Psychotherapie zu behandeln. Dies brachte eine deutliche Erweiterung der Indikationen für psychotherapeutische Leistungen mit sich.[3]

Die *Tiefenpsychologisch fundierte Psychotherapie* gewann in der ambulanten und stationären Behandlung eine besondere Bedeutung. Mehr als die Hälfte aller kassenfinanzierten Psychotherapien in Deutschland sind *Tiefenpsychologisch fundierte Psychotherapien*. Ihre breite Wirksamkeit bei vielen seelischen Störungen, ihre Offenheit für neue Behandlungstechniken und ihre Wirtschaftlichkeit sind wichtige Gründe für ihre weit reichende Akzeptanz bei Patienten und das nachhaltige Interesse bei Psychotherapeuten.

Seit der Verabschiedung des Psychotherapeutengesetzes 1998 und der damit verbundenen Etablierung der neuen Berufe des »Psychologischen Psychotherapeuten« und des »Kinder- und Jugendlichenpsychotherapeuten« hat eine noch intensivere wissenschaftliche Reflexion der *Tiefenpsychologisch fundierten Psychotherapie* eingesetzt.

---

2 Faber, Dahm, Kallinke: Faber/Haarstrick. Kommentar Psychotherapie-Richtlinien, S.1.
3 Die vom Bundesausschuss der Ärzte und Krankenkassen gemäß § 92 Abs. 6 a des Fünften Buches Sozialgesetzbuch beschlossenen Richtlinien dienen der Sicherung einer den gesetzlichen Erfordernissen entsprechende ausreichenden, zweckmäßigen und wirtschaftlichen Psychotherapie der Versicherten und ihrer Angehörigen in der vertragsärztlichen Versorgung. Die Kosten trägt die Krankenkasse.

3 Tiefenpsychologisch fundierte Psychotherapie als wissenschaftlich anerkanntes Verfahren

Treffen sich zwei Wiener. Fragt der eine: Und? Host den Führerschein jetzt? Sagt der andere: Na, durchgfolln bin i. Fragt der erste zurück: Wie host denn dös gschofft. Sagt der andere: Jo, i bin an aan Kreisel kemma, do war a Schild gschandn 30!
Jo und?
Do bin i 30 Moal emmedum gforhn.
Jo, und dann?
Bin i durchgfolln.
Sagt der erste: Host dich verzöhlt?

Ausübung von Psychotherapie im Sinne des deutschen Psychotherapeutengesetzes ist jede mittels wissenschaftlich anerkannter psychotherapeutischer Verfahren vorgenommene Tätigkeit zur Feststellung, Heilung oder Linderung von Störungen mit Krankheitswert. Zur Ausübung von Psychotherapie gehören nicht psychologische Tätigkeiten, die die Aufarbeitung und Überwindung sozialer Konflikte, Partnerschafts- und Erziehungsberatung oder sonstige Zwecke außerhalb der Heilkunde zum Gegenstand haben.

Nach dem deutschen Psychotherapeutengesetz bilden die Bundesärztekammer, als auf Bundesebene zuständige Vertretung der ärztlichen Psychotherapeuten, und die Bundespsychotherapeutenkammer, als auf Bundesebene zuständige Vertretung der Psychologischen Psychotherapeuten und der Kinder- und Jugendlichenpsychotherapeuten, den »Wissenschaftlichen Beirat Psychotherapie«.

Diesem zufolge ist Psychotherapie »die Behandlung von Individuen auf der Basis einer Einwirkung mit überwiegend psychischen Mitteln. Die Definition wissenschaftlicher Psychotherapie fordert eine Reihe von weiteren Bedingungen, z. B. das Anstreben der positiven Beeinflussung von Störungs- und Leidenszuständen in Richtung auf ein nach Möglichkeit gemeinsam erarbeitetes Ziel (z. B. Symptomminimalisierung und/oder Strukturveränderungen der Persönlichkeit) sowie einen geplanten und kontrollierten Behandlungsprozess, der über lehrbare Techniken beschrieben werden kann und sich auf eine Theorie normalen und pathologischen Verhaltens bezieht« (siehe hierzu: www.wbpsychotherapie.de).

Die *Tiefenpsychologisch fundierte Psychotherapie* ist von ihrer **psychotherapeutischen Grundorientierung** her »Psychodynamische Psychotherapie«. Die Dynamik des Seelenlebens wird aus dem bewusst-unbewussten Zusammenwirken von Gegenwart, Vergangenheit und Zukunft eines Menschen erfasst. Vor dem Hintergrund vergangener – eventuell pathologischer – Beziehungserfahrungen wird das gegenwärtige – eventuell aktuell gestörte – Beziehungserleben und Verhalten thematisiert. In der Psychodynamik einer Person bestimmen frühere – eventuell ungelöste bzw. unbearbeitete – Konflikte das aktuelle Erleben. In der unbewussten Wiederholung (Inszenierung) unverstandener lebensgeschichtlicher Situationen kann der Blick nicht auf unliebsame, vom Bewusstsein fern gehaltene Bedingungen gelenkt werden. In Psychodynamischen Psychotherapien arbeiten Psychotherapeut und Patient daran, diese Wirkungszusammenhänge des Seelenlebens zu erkennen. Für Psychodynamische Psychotherapieverfahren sind die Konzepte von unbewussten bzw. unverstandenen seelischen Erlebnissen, von der psychotherapeutischen Wirksamkeit von Übertragung und Gegenübertragung und von Abwehr und Widerstand bedeutsam.

In der *Tiefenpsychologisch fundierten Psychotherapie* wird im Vergleich zur *Analytischen Psychotherapie* (Psychoanalyse) vor allem im Hier und Jetzt der aktuellen Lebenssituation gearbeitet. Die Stundeninhalte sind mittels der psychotherapeutischen Technik der Fokussierung strukturierter. Die Technik der Freien Assoziation tritt in den Hintergrund. Es werden eher aktive, dialogische Interventionstechniken eingesetzt.

Tiefenpsychologisch fundierte Psychotherapie macht die unbewusste Psychodynamik seelischer Störungen mit psychischer oder somatischer Symptomatik zum Gegenstand der Behandlung. Sie behandelt die unbewusste Psychodynamik aktuell wirksamer Konflikte bei krankheitswertigen Störungen.

Unterschiede zu anderen Verfahren der Richtlinienpsychotherapie

In Deutschland werden drei Verfahren im Rahmen kassenfinanzierter Psychotherapie genehmigt: *Tiefenpsychologisch fundierte Psychotherapie*, *Analytische Psychotherapie* und *Verhaltenstherapie*.

Die Gesprächspsychotherapie wurde vom »Wissenschaftlichen Beirat Psychotherapie« als wissenschaftliches Verfahren anerkannt, aber bis heute (Januar 2006) noch nicht durch sozialrechtliche Regelungen in die kassenfinanzierte Psychotherapie integriert.

Analytische Psychotherapie (Psychoanalyse)

Die *Tiefenpsychologisch fundierte Psychotherapie* und die *Analytische Psychotherapie* teilen bestimmte Grundannahmen über das Seelenleben: die Bedeutung des Unbewussten und der frühkindlichen Erfahrungen für die seelische Entwicklung und für die Entstehung von seelischen Störungen. Krankheitssymptome (Ängste, Depressionen, Zwänge, psychosomatische Symptome) werden als Folgen ungelöster Konflikte und deren Kompensationen verstanden.

Die *Tiefenpsychologisch fundierte Psychotherapie* und die *Analytische Psychotherapie* weisen jedoch auch deutliche Unterschiede auf. Sie unterscheiden sich hinsichtlich des Behandlungssettings, in der Zielsetzung und in der Fokussierung der Behandlung, teilweise in der Haltung des Psychotherapeuten und der Handhabung der therapeutischen Interaktion, im Umgang mit regressiven Phänomenen, in der Dauer der Behandlung und in der Indikation.

Die *Analytische Psychotherapie* ist ein Verfahren, das von der Symptomatik der seelischen Störungen über die inneren Konflikte der Patienten die zugrunde liegenden Persönlichkeitsstrukturen behandelt. Mit Hilfe der Übertragungs-, Gegenübertragungs- und Widerstandsanalyse und unter Nutzung regressiver Prozesse will sie den psychotherapeutischen Prozess in Gang setzen und fördern.

In der *Tiefenpsychologisch fundierten Psychotherapie* sollen vorwiegend die aktuellen Konflikte bearbeitet werden. Es soll nach einer Verbesserung der Bewältigungsmöglichkeiten gesucht werden, um die Symptome zu lindern oder aufzulösen und dadurch Veränderungen der Persönlichkeit anzuregen. Die *Analytische Psychotherapie* strebt eine länger dauernde Bearbeitung der unbewussten Lebensgeschichte und ihrer unbewältigten Konflikte an. Ziel ist die Umstrukturierung wesentlicher Persönlichkeitsanteile.

Analytische Psychotherapie und *Tiefenpsychologisch fundierte Psychotherapie* unterscheiden sich auch durch äußere Rahmenbedingungen. Während die *Tiefenpsychologisch fundierte Psychotherapie* als Kurzzeittherapie auf 25 und als Langzeittherapie auf 50 bis 80 Stunden begrenzt ist, dauert eine *Analytische Psychotherapie* bis zu 160 Stunden, in besonderen Fällen bis zu 240 Stunden. Während bei der *Analytischen Psychotherapie* drei Sitzungen (à 50 Minuten) pro Woche im Liegen die Regel sind, findet in der *Tiefenpsychologisch fundierten Psychotherapie* gewöhnlich eine Therapiestunde (à 50 Minuten) pro Woche im Sitzen statt.

Verhaltenstherapie

Die *Verhaltenstherapie* als Krankenbehandlung umfasst Therapieverfahren, die vorwiegend auf der Basis der Lern- und Sozialpsychologie entwickelt worden sind. Unter den Begriff »Verhalten« fallen dabei beobachtbare Verhaltensweisen sowie kognitive, emotionale, motivationale und physiologische Vorgänge. *Verhaltenstherapie* im Sinne der Richtlinien erfordert die Analyse der ursächlichen und aufrechterhaltenden Bedingungen des Krankheitsgeschehens (Verhaltensanalyse). Sie entwickelt ein entsprechendes Störungsmodell und eine übergeordnete Behandlungsstrategie, aus der heraus die Anwendung spezifischer Interventionen zur Erreichung definierter Therapieziele erfolgt. Aus dem jeweiligen Störungsmodell können sich folgende Schwerpunkte der therapeutischen Interventionen ergeben:

1. Stimulus-bezogene Methoden (z. B. systematische Desensibilisierung)
2. Response-bezogene Methoden (z. B. operante Konditionierung, Verhaltensübung)
3. Methoden des Modelllernens
4. Methoden der kognitiven Umstrukturierung (z. B. Problemlösungsverfahren, Immunisierung gegen Stressbelastung)
5. Selbststeuerungsmethoden (z. B. psychologische und psychophysiologische Selbstkontrolltechniken).

Bei einer *Verhaltenstherapie* werden bis zu 45 Stunden, in besonderen Fällen bis zu 60 Stunden bewilligt. *Verhaltenstherapie* kann als Einzeltherapie auch in halbstündigen Sitzungen mit entsprechender Vermehrung und in doppelstündigen Sitzungen mit entsprechender Verminderung der Gesamtsitzungszahl Anwendung finden. *Verhaltenstherapie* kann auch als Gruppenbehandlung durchgeführt werden, allerdings nur in Kombination mit der Einzeltherapie, wobei die in der Gruppentherapie erbrachte Doppelstunde im Gesamttherapiekontingent als Einzelstunde gezählt wird.

Tiefenpsychologisch fundierte Psychotherapie ist nicht kombinierbar mit anderen Methoden

Tiefenpsychologisch fundierte Psychotherapie, Analytische Psychotherapie und *Verhaltenstherapie* sind nicht kombinierbar, weil die Kombination der Verfahren zu einer Verfremdung der methodenbezogenen Eigengesetzlichkeit des therapeutischen Prozesses führen kann.

Zur Sicherung ihrer psychodynamischen Wirksamkeit sind bei der *Tiefenpsychologisch fundierten Psychotherapie* suggestive und übende Techniken auch als Kombinationsbehandlung grundsätzlich ausgeschlossen. Diese sind Bestandteil der **Psychosomatischen Grundversorgung**.

In der Psychosomatischen Grundversorgung können folgende Techniken und Behandlungsmethoden zur Anwendung kommen:

1. Autogenes Training als Einzel- oder Gruppenbehandlung (Unterstufe)
2. Jacobsonsche Relaxationstherapie als Einzel- oder Gruppenbehandlung
3. Hypnose in Einzelbehandlung

4 Bei welchen krankheitswertigen Störungen wird eine Tiefenpsychologisch fundierte Psychotherapie von den Krankenkassen finanziert?

»Der größte Schmerz ist der,
den man anderen nicht sagen kann.«
Orientalische Weisheit

Tiefenpsychologisch fundierte Psychotherapie kommt im ambulanten und stationären Setting bei Einzelpersonen und in Gruppen zur Anwendung. Voraussetzung für die kassenfinanzierte Anwendung der *Tiefenpsychologisch fundierten Psychotherapie* ist die Diagnose einer **krankheitswertigen psychischen Störung.**

Eine psychische Störung in diesem Sinn ist ein das Individuum betreffendes klinisch bedeutsames psychisches oder Verhaltenssyndrom bzw. Erlebnismuster. Es ist mit aktuellem Leiden (z. B. Schmerz) oder Versehrtheit (z. B. Behinderung in einem oder mehreren wichtigen Funktionsbereichen) verbunden, oder es besteht eine Beeinträchtigung in der Fähigkeit, Entwicklungsaufgaben (z. B. Schule) zu bewältigen, oder ein signifikant erhöhtes Risiko für Tod, Schmerz, Siechtum oder ein bedeutsamer Verlust an Freiheit.

Krankheitswertige seelische Störungen schränken erheblich die normale Lebensführung der betroffenen Person, ihre berufliche (oder schulische) Leistung oder soziale Aktivitäten und Beziehungen ein oder sie bewirken beim betroffenen Patienten ein deutliches Leiden.

Krankheitswertige psychische Störungen zeigen sich in umschreibbaren Symptomen bzw. Symptomgruppen (Syndrome) oder gestörten Lebensbereichen.

Die nachfolgende Liste von Anwendungsbereichen der *Tiefenpsychologisch fundierten Psychotherapie* folgt in ihrer Aufzählung der **Internationalen Klassifikation psychischer Störungen** (ICD-10) der Weltgesundheitsorganisation.

Die *Tiefenpsychologisch fundierte Psychotherapie* findet im gesamten Spektrum psychischer und psychosomatischer Störungen ihre Anwendung. Ihre Wirksamkeit wurde insbesondere für die folgenden Anwendungsbereiche nachgewiesen:

Affektive Störungen (F3)

Diese Gruppe enthält Störungen, deren Hauptsymptome in einer Veränderung der Stimmung oder der Affektivität entweder zur Depression – mit oder ohne begleitende Angst – oder zur gehobenen Stimmung bestehen. Zu diesen Störungsbildern zählen u. a.:

Manische Episode (F30)

Es werden drei Schweregrade unterschieden. Bei allen dreien finden sich die gemeinsamen Charakteristika der Störung: die gehobene Stimmung sowie eine Steigerung in Ausmaß und Geschwindigkeit der körperlichen und psychischen Aktivität.

Bipolare affektive Störung (F31)

Hierbei handelt es sich um eine Störung, die durch wenigstens zwei Episoden charakterisiert ist, in denen Stimmung und Aktivitätsniveau des Betroffenen deutlich gestört sind. Diese Störung besteht einmal in gehobener Stimmung, vermehrtem Antrieb und Aktivität (Hypomanie oder Manie), dann wieder in einer Stimmungssenkung und vermindertem Antrieb und verminderter Aktivität (Depression).

Depressive Episoden (F32)

In den depressiven Episoden leidet der betroffene Patient unter einer gedrückten Stimmung und einer Verminderung von Antrieb und Aktivität. Die Fähigkeit zu Freude, das Interesse und die Konzentration sind vermindert. Ausgeprägte Müdigkeit kann nach jeder kleinsten Anstrengung auftreten. Der Schlaf ist meist gestört, der Appetit vermindert – oder gesteigert. Selbstwertgefühl und Selbstvertrauen sind fast immer beeinträchtigt. Sogar bei der leichten Form kommen Schuldgefühle oder Gedanken über eigene Wertlosigkeit vor. Die gedrückte Stimmung verändert sich von Tag zu Tag wenig, reagiert nicht auf Lebensumstände und kann von so genannten »somatischen« Symptomen begleitet werden, wie Interessensverlust oder Verlust der Freude, Früherwachen, Morgentief, deutliche psychomotorische Hemmung, Agitiertheit, Appetitverlust, Gewichtsverlust – oder Gewichtszunahme – und Libidoverlust. Abhängig von Anzahl und Schwere der Symptome ist eine depressive Episode als leicht, mittelgradig oder schwer zu bezeichnen.

Rezidivierende depressive Störung (F33)

Hierbei handelt es sich um eine Störung, die durch wiederholte depressive Episoden charakterisiert ist.

Anhaltende affektive Störungen (F34)

Hierbei handelt es sich um anhaltende und meist fluktuierende Stimmungsstörungen, bei denen die Mehrzahl der einzelnen Episoden nicht ausreichend schwer genug ist, um als hypomanische oder auch nur leichte depressive Episoden gelten zu können. Da sie jahrelang, manchmal den größeren Teil des Erwachsenenlebens, andauern, ziehen sie beträchtliches subjektives Leiden und Beeinträchtigungen nach sich.

Angststörungen (F40-F42)

Phobische Störungen (F40)

Eine Gruppe von Störungen, bei der Angst ausschließlich oder überwiegend durch eindeutig definierte, eigentlich ungefährliche Situationen hervorgerufen wird. In der Folge werden diese Situationen typischerweise vermieden oder mit Furcht ertragen.

Die Befürchtungen des Patienten können sich auf Einzelsymptome wie Herzklopfen oder Schwächegefühl beziehen, häufig gemeinsam mit sekundären Ängsten vor dem Sterben, Kontrollverlust oder dem Gefühl, wahnsinnig zu werden. Allein die Vorstellung, dass die phobische Situation eintreten könnte, erzeugt meist schon Erwartungsangst.

Panikstörung (F41.0)

Das wesentliche Kennzeichen sind wiederkehrende schwere Angstattacken (Panik), die sich nicht auf eine spezifische Situation oder besondere Umstände beschränken und deshalb auch nicht vorhersehbar sind. Wie bei anderen Angsterkrankungen zählen zu den wesentlichen Symptomen plötzlich auftretendes Herzklopfen, Brustschmerz, Erstickungsgefühle, Schwindel und Entfremdungsgefühle (Depersonalisation oder Derealisation). Oft entsteht sekundär auch die Furcht zu sterben, vor Kontrollverlust oder die Angst, wahnsinnig zu werden.

Generalisierte Angststörung (F41.1)

Die Angst ist generalisiert und anhaltend. Sie ist nicht auf bestimmte Umgebungsbedingungen beschränkt oder auch nur besonders betont in solchen Situationen, sie ist vielmehr »frei flottierend«. Die wesentlichen Symptome sind variabel; Beschwerden wie ständige Nervosität, Zittern, Muskelspannung, Schwitzen, Benommenheit, Herzklopfen, Schwindelgefühle oder Oberbauchbeschwerden gehören zu diesem Bild.

Angst und depressive Störung, gemischt (F41.2)

Diese Kategorie soll bei gleichzeitigem Bestehen von Angst und Depression Verwendung finden, jedoch nur, wenn keine der beiden Störungen eindeutig vorherrscht und keine für sich genommen eine eigenständige Diagnose rechtfertigt.

Zwangsstörung (F42)

Wesentliche Kennzeichen sind wiederkehrende Zwangsgedanken und Zwangshandlungen. Zwangsgedanken sind Ideen, Vorstellungen oder Impulse, die den Patienten immer wieder stereotyp beschäftigen. Sie sind fast immer quälend, der Patient versucht häufig erfolglos, Widerstand zu leisten. Zwangshandlungen oder -rituale sind Stereotypien, die ständig wiederholt werden. Sie werden weder als angenehm empfunden, noch dienen sie dazu, an sich nützliche Aufgaben zu erfüllen. Der Patient erlebt sie oft als Vorbeugung gegen ein objektiv unwahrscheinliches Ereignis, das ihm Schaden bringen oder bei dem er selbst Unheil anrichten könnte. Im Allgemeinen wird dieses Verhalten als sinnlos und ineffektiv erlebt, es wird immer wieder versucht, dagegen anzugehen. Angst ist meist ständig vorhanden. Werden Zwangshandlungen unterdrückt, verstärkt sich die Angst deutlich.

Belastungs- und Anpassungsstörungen (F43)

Die Störungen unterscheiden sich von den übrigen nicht nur aufgrund der Symptomatologie und des Verlaufs, sondern auch durch die Angabe von ein oder zwei ursächlichen Faktoren: ein außergewöhnlich belastendes Lebensereignis, das eine akute Belastungsreaktion hervorruft, oder eine besondere Veränderung im Leben, die zu einer anhaltend unangenehmen Situation geführt hat und eine Anpassungsstörung hervorruft. Das belastende Ereignis oder die andauernden unangenehmen Umstände sind primäre und ausschlaggebende Kausalfaktoren, und die Störung wäre ohne ihre Einwirkung nicht entstanden.

Akute Belastungsreaktion (F43.0)

Eine vorübergehende Störung, die sich bei einem psychisch nicht manifest gestörten Menschen als Reaktion auf eine außergewöhnliche physische oder psychische Belastung entwickelt und die im Allgemeinen innerhalb von Stunden oder Tagen abklingt.

Posttraumatische Belastungsstörung (F43.1)

Diese entsteht als eine verzögerte oder protrahierte Reaktion auf ein belastendes Ereignis oder eine Situation kürzerer oder längerer Dauer mit außergewöhnlicher Bedrohung oder katastrophenartigem Ausmaß, die bei fast jedem eine tiefe Verzweiflung hervorrufen würde. Typische Merkmale sind das wiederholte Erleben des Traumas in sich aufdrängenden Erinnerungen (Nachhallerinnerungen, Flashbacks), Träumen oder Alpträumen, die vor dem Hintergrund eines andauernden Gefühls von Betäubtsein und emotionaler Stumpfheit auftreten. Ferner finden sich Gleichgültigkeit gegenüber anderen Menschen, Teilnahmslosigkeit der Umgebung gegenüber, Freudlosigkeit sowie Vermeidung von Aktivitäten und Situationen, die Erinnerungen an das Trauma wachrufen könnten. Der Beginn folgt dem Trauma mit einer Latenz, die wenige Wochen bis Monate dauern kann.

Anpassungsstörungen (F43.2)

Hierbei handelt es sich um Zustände von subjektiver Bedrängnis und emotionaler Beeinträchtigung, die im Allgemeinen soziale Funktionen und Leistungen behindern und während des Anpassungsprozesses nach einer entscheidenden Lebensveränderung oder nach belastenden Lebensereignissen auftreten. Die Belastung kann das soziale Netz des Betroffenen beschädigt haben (wie bei einem Trauerfall oder Trennungserlebnissen) oder das weitere Umfeld sozialer Unterstützung oder soziale Werte (wie bei Emigration oder nach Flucht). Sie kann auch in einem größeren Entwicklungsschritt oder einer Krise bestehen (wie Schulbesuch, Elternschaft, Misserfolg, Erreichen eines ersehnten Zieles und Ruhestand).

Dissoziative Störungen [Konversionsstörungen] (F44)

Das allgemeine Kennzeichen der dissoziativen oder Konversionsstörungen besteht in teilweisem oder völligem Verlust der normalen Integration der Erinnerung an die Vergangenheit, des Identitätsbewusstseins, der Wahrnehmung unmittelbarer Empfindungen sowie der Kontrolle von Körperbewegungen. Diese Störungen wurden früher als verschiedene Formen der »Konversionsneurose oder Hysterie« klassifiziert. Körperliche Untersuchung und Befragungen geben keinen Hinweis auf eine bekannte somatische oder neurologische Krankheit.

Somatoforme Störungen (F45)

Das Charakteristikum ist die wiederholte Darbietung körperlicher Symptome in Verbindung mit hartnäckigen Forderungen nach medizinischen Untersuchungen trotz wiederholter negativer Ergebnisse und Versicherung der Ärzte, dass die Symptome nicht körperlich begründbar sind. Wenn somatische Störungen vorhanden sind, erklären sie nicht die Art und das Ausmaß der Symptome, das Leiden und die innerliche Beteiligung des Patienten.

Somatisierungsstörung (F45.0)

Charakteristisch sind multiple, wiederholt auftretende und häufig wechselnde körperliche Symptome, die wenigstens zwei Jahre bestehen. Die meisten Patienten haben eine lange und komplizierte Patienten-Karriere hinter sich, sowohl in der Primärversorgung als auch in spezialisierten medizinischen Einrichtungen, wo viele negative Untersuchungen und ergebnislose explorative Operationen durchgeführt sein können. Die Symptome können sich auf jedes Körperteil oder System des Körpers beziehen.

Hypochondrische Störung (F45.2)

Vorherrschendes Kennzeichen ist eine beharrliche Beschäftigung mit der Möglichkeit, an einer oder mehreren schweren und fortschreitenden körperlichen Krankheiten zu leiden. Normale oder allgemeine Körperwahrnehmungen und Symptome werden von dem betreffenden Patienten oft als abnorm und belastend interpretiert und die Aufmerksamkeit meist auf nur ein oder zwei Organe oder Organsysteme des Körpers fokussiert.

Somatoforme autonome Funktionsstörung (F45.3)

Die Symptome werden vom Patienten so geschildert, als beruhten sie auf der körperlichen Krankheit eines Systems oder eines Organs, das weitgehend oder vollständig vegetativ innerviert und kontrolliert wird, so etwa des kardiovaskulären, des gastrointestinalen, des respiratorischen oder des urogenitalen Systems.

Anhaltende somatoforme Schmerzstörung (F45.4)

Die vorherrschende Beschwerde ist ein andauernder, schwerer und quälender Schmerz, der durch einen physiologischen Prozess oder eine körperliche Störung nicht vollständig erklärt werden kann. Er tritt in Verbindung mit emotionalen Konflikten oder psychosozialen Belastungen auf, die schwerwiegend genug sein sollten, um als entscheidende ursächliche Faktoren gelten zu können.

Andere neurotische Störungen (F48)

Neurasthenie (F48.0)

Im Erscheinungsbild zeigen sich beträchtliche kulturelle Unterschiede. Bei einer Form ist das Hauptcharakteristikum die Klage über vermehrte Müdigkeit nach geistigen Anstrengungen, häufig verbunden mit abnehmender Arbeitsleistung oder Effektivität bei der Bewältigung täglicher Aufgaben. Bei der anderen Form liegt das Schwergewicht auf Gefühlen körperlicher Schwäche und Erschöpfung nach nur geringer Anstrengung, begleitet von muskulären und anderen Schmerzen und der Unfähigkeit, sich zu entspannen.

Depersonalisations- und Derealisationssyndrom (F48.1)

Eine seltene Störung, bei der ein Patient spontan beklagt, dass seine geistige Aktivität, sein Körper oder die Umgebung sich in ihrer Qualität verändert haben und unwirklich, wie in weiter Ferne oder automatisiert, erlebt werden. Trotz der dramatischen Form dieser Erfahrungen ist sich der betreffende Patient der Unwirklichkeit dieser Veränderung bewußt. Das Sensorium ist normal, die Möglichkeiten des emotionalen Ausdrucks sind intakt.

Verhaltensauffälligkeiten mit körperlichen Störungen und Faktoren (F50-F59)

Anorexia nervosa (F50.0)

Die Anorexia ist durch einen absichtlich selbst herbeigeführten oder aufrechterhaltenen Gewichtsverlust charakterisiert. Zu den Symptomen gehören eingeschränkte Nahrungsauswahl, übertriebene körperliche Aktivitäten, selbstinduziertes Erbrechen und Abführen und der Gebrauch von Appetitzüglern und Diuretika.

Bulimia nervosa (F50.2)

Ein Syndrom, das durch wiederholte Anfälle von Heißhunger und eine übertriebene Beschäftigung mit der Kontrolle des Körpergewichts charakterisiert ist. Dies führt zu einem Verhaltensmuster von Essanfällen und Erbrechen oder Gebrauch von Abführmitteln.

Essattacken bei anderen psychischen Störungen (F50.4)

Übermäßiges Essen als Reaktion auf belastende Ereignisse, wie etwa Trauerfälle, Unfälle und Geburt.

Nichtorganische Schlafstörungen (F51)

In vielen Fällen ist eine Schlafstörung Symptom einer anderen psychischen oder körperlichen Krankheit. Ob eine Schlafstörung bei einem bestimmten Patienten ein eigenständiges Krankheitsbild oder einfach Merkmal einer anderen Krankheit ist, sollte auf der Basis des klinischen Erscheinungsbildes, des Verlaufs sowie aufgrund therapeutischer Erwägungen und Prioritäten zum Zeitpunkt der Konsultation entschieden werden.

Sexuelle Funktionsstörungen, nicht verursacht durch eine organische Störung oder Krankheit (F52)

Sexuelle Funktionsstörungen verhindern die von der betroffenen Person gewünschte sexuelle Beziehung. Die sexuellen Reaktionen sind psychosomatische Prozesse.

Psychologische Faktoren oder Verhaltensfaktoren bei anderenorts klassifizierten Krankheiten (F54)

Diese Kategorie sollte verwendet werden, um psychische Faktoren und Verhaltenseinflüsse zu erfassen, die eine wesentliche Rolle in der Ätiologie körperlicher Krankheiten spielen, die in anderen Kapiteln der ICD-10 klassifiziert werden. Die sich hierbei ergebenden psychischen Störungen sind meist leicht, oft lang anhaltend (wie Sorgen, emotionale Konflikte, ängstliche Erwartung) und rechtfertigen nicht die Zuordnung zu einer der anderen Diagnosen.

Beispiele für den Gebrauch dieser Kategorie sind:
- Asthma (F54 und J45.-)
- Colitis ulcerosa (F54 und K51.-)
- Dermatitis (F54 und L23-L25)
- Magenulkus (F54 und K25.-)
- Mukomembranöse (Kolitis F54 und K58.-)
- Urtikaria (F54 und L50.-)

Persönlichkeits- und Verhaltensstörungen (F60-F69)

Dieser Abschnitt enthält eine Reihe von klinisch wichtigen, meist länger anhaltenden Zustandsbildern und Verhaltensmustern. Sie sind Ausdruck des charakteristischen individuellen Lebensstils, des Verhältnisses zur eigenen Person und zu anderen Menschen. Die Persönlichkeitsstörungen sind tief verwurzelte, anhaltende Verhaltensmuster, die sich in starren Reaktionen auf unterschiedliche persönliche und soziale Lebenslagen zeigen. Sie verkörpern gegenüber der Mehrheit der betreffenden Bevölkerung deutliche Abweichungen im Wahrnehmen, Denken, Fühlen und in den Beziehungen zu anderen.

Andauernde Persönlichkeitsänderungen, nicht Folge einer Schädigung oder Krankheit des Gehirns (F62)

Persönlichkeits- und Verhaltensstörungen ohne vorbestehende Persönlichkeitsstörung nach extremer oder übermäßiger, anhaltender Belastung oder schweren psychiatrischen Krankheiten. Die Persönlichkeitsänderung sollte deutlich ausgeprägt und mit einem unflexiblen und fehlangepassten Verhalten verbunden sein, das vor der pathogenen Erfahrung nicht bestanden hat.

Abnorme Gewohnheiten und Störungen der Impulskontrolle (F63)

In dieser Kategorie sind verschiedene nicht an anderer Stelle klassifizierbare Verhaltensstörungen zusammengefasst. Sie sind durch wiederholte Handlungen ohne vernünftige Motivation gekennzeichnet, die nicht kontrolliert werden können und die meist die Interessen des betroffenen Patienten oder anderer Menschen schädigen. Der betroffene Patient berichtet von impulshaftem Verhalten. Einzelne Störungsbilder sind:
Pathologisches Spielen (F63.0)

Pathologische Brandstiftung [Pyromanie] (F63.1)
Pathologisches Stehlen [Kleptomanie] (F63.2)
Trichotillomanie [Ausreißen der Haare] (F63.3)

Störungen der Geschlechtsidentität (F64)

Hierzu zählen:
Transsexualismus (F64.0)
Transvestitismus unter Beibehaltung beider Geschlechtsrollen (F64.1)
Störung der Geschlechtsidentität des Kindesalters (F64.2)

Störungen der Sexualpräferenz (F65)

Hierzu zählen u. a.:
Fetischismus (F65.0)
Exhibitionismus (F65.2)
Voyeurismus (F65.3)
Pädophilie (F65.4)
Sadomasochismus (F65.5)
Sonstige Störungen der Sexualpräferenz (F65.8)
Hier sind eine Vielzahl anderer sexueller Präferenzen und Aktivitäten zu klassifizieren wie obszöne Telefonanrufe, Pressen des eigenen Körpers an andere Menschen zur sexuellen Stimulation in Menschenansammlungen, sexuelle Handlungen an Tieren, Strangulieren und Nutzung der Anoxie zur Steigerung der sexuellen Erregung.

Psychische und Verhaltensstörungen in Verbindung mit der sexuellen Entwicklung und Orientierung (F66)

Hierzu zählen:
Sexuelle Reifungskrise (F66.0)
Die betroffene Person leidet unter einer Unsicherheit hinsichtlich ihrer Geschlechtsidentität oder sexuellen Orientierung, mit

Ängsten oder Depressionen. Meist kommt dies bei Heranwachsenden vor, die sich hinsichtlich ihrer homo-, hetero- oder bisexuellen Orientierung nicht sicher sind; oder bei Menschen, die nach einer Zeit scheinbar stabiler sexueller Orientierung, oftmals in einer lange dauernden Beziehung, die Erfahrung machen, dass sich ihre sexuelle Orientierung ändert.

Ichdystone Sexualorientierung (F66.1)
Die Geschlechtsidentität oder sexuelle Ausrichtung (heterosexuell, homosexuell, bisexuell oder präpubertär) ist eindeutig, aber die betroffene Person hat den Wunsch, dass diese wegen begleitender psychischer oder Verhaltensstörungen anders wäre und unterzieht sich möglicherweise einer Behandlung, um diese zu ändern.

Sexuelle Beziehungsstörung (F66.2)
Die Geschlechtsidentität oder sexuelle Orientierung (heterosexuell, homosexuell oder bisexuell) bereitet bei der Aufnahme oder Aufrechterhaltung einer Beziehung mit einem Sexualpartner Probleme.

Abhängigkeitserkrankungen und Missbrauch

Missbrauch von nichtabhängigkeitserzeugenden Substanzen (F55)

Eine große Zahl von Arzneimitteln und Naturheilmitteln kann missbraucht werden. Die wichtigsten Gruppen sind: 1. Psychotrope Substanzen, die keine Abhängigkeit hervorrufen, z.B. Antidepressiva, 2. Laxanzien, 3. Analgetika, die ohne ärztliche Verordnung erworben werden können, z.B. Aspirin und Paracetamol.

Psychische und Verhaltensstörungen durch psychotrope Substanzen (F10-F19)

Psychische und Verhaltensstörungen durch Alkohol (F10)
Psychische und Verhaltensstörungen durch Opioide (F11)
Psychische und Verhaltensstörungen durch Cannabinoide (F12)
Psychische und Verhaltensstörungen durch Sedativa oder Hypnotika (F13)
Psychische und Verhaltensstörungen durch Kokain (F14)
Psychische und Verhaltensstörungen durch andere Stimulanzien, einschließlich Koffein (F15)
Psychische und Verhaltensstörungen durch Halluzinogene (F16)
Psychische und Verhaltensstörungen durch Tabak (F17)
Psychische und Verhaltensstörungen durch flüchtige Lösungsmittel (F18)
Psychische und Verhaltensstörungen durch multiplen Substanzgebrauch und Konsum anderer psychotroper Substanzen (F19)

Hinsichtlich der Prognose bei einer *Tiefenpsychologisch fundierten Psychotherapie* ist das akute Stadium des Patienten zu beachten. Bei akuten Intoxikationen ist eine Entzugsbehandlung mit anschließend stationärer oder ambulanter Suchttherapie notwendig. Erfahrungsgemäß ist eine ambulante *Tiefenpsychologisch fundierte Psychotherapie* nur dann wirtschaftlich vertretbar und psychotherapeutisch wirksam, wenn der Patient nach Entzug und Suchttherapie abstinent bleibt.

Schizophrenie und wahnhafte Störungen (F2)

Schizophrenie (F20)

Die schizophrenen Störungen sind im Allgemeinen durch grundlegende und charakteristische Störungen von Denken und Wahrnehmung sowie inadäquate oder verflachte Affekte gekennzeichnet. Die Bewusstseinsklarheit und intellektuellen Fähigkeiten sind in der Regel nicht beeinträchtigt, obwohl sich im Laufe der Zeit gewisse kognitive Defizite entwickeln können. Die wichtigsten psychopathologischen Phänomene sind Gedankenlautwerden, Gedankeneingebung oder Gedankenentzug, Gedankenausbreitung, Wahnwahrnehmung, Kontrollwahn, Beeinflussungswahn oder das Gefühl des Gemachten, Stimmen, die in der dritten Person den Patienten kommentieren oder über ihn sprechen, Denkstörungen und Negativsymptome.

Schizotype Störung (F21)

Eine Störung mit exzentrischem Verhalten und Anomalien des Denkens und der Stimmung, die schizophren wirken, obwohl nie eindeutige und charakteristische schizophrene Symptome aufgetreten sind. Es kommen vor: ein kalter Affekt, Anhedonie und seltsames und exzentrisches Verhalten, Tendenz zu sozialem Rückzug, paranoische oder bizarre Ideen, die aber nicht bis zu eigentlichen Wahnvorstellungen gehen, zwanghaftes Grübeln, Denk- und Wahrnehmungsstörungen, gelegentlich vorübergehende, quasipsychotische Episoden mit intensiven Illusionen, akustischen oder anderen Halluzinationen und wahnähnlichen Ideen, meist ohne äußere Veranlassung. Es lässt sich kein klarer Beginn feststellen.

Anhaltende wahnhafte Störungen (F22)

Diese Gruppe enthält eine Reihe von Störungen, bei denen ein lang andauernder Wahn das einzige oder das am meisten ins Auge fallende klinische Charakteristikum darstellt.

Akute vorübergehende psychotische Störungen (F23)

Eine heterogene Gruppe von Störungen, die durch den akuten Beginn der psychotischen Symptome, wie Wahnvorstellungen, Halluzinationen und andere Wahrnehmungsstörungen, und durch eine schwere Störung des normalen Verhaltens charakterisiert sind.

Induzierte wahnhafte Störung (F24)

Es handelt sich um eine wahnhafte Störung, die von zwei Personen mit einer engen emotionalen Bindung geteilt wird. Nur eine von beiden leidet unter einer echten psychotischen Störung; die Wahnvorstellungen bei der anderen Person sind induziert und werden bei der Trennung des Paares meist aufgegeben.

Schizoaffektive Störungen (F25)

Episodische Störungen, bei denen sowohl affektive als auch schizophrene Symptome auftreten, die aber weder die Kriterien für Schizophrenie noch für eine depressive oder manische Episode erfüllen.

In den folgenden Fällen sind die Kassen nicht zuständig für die Finanzierung einer Psychotherapie

Tiefenpsychologisch fundierte Psychotherapie wird nicht finanziert, wenn sie nicht der Heilung oder Besserung einer Krankheit bzw. der medizinischen Rehabilitation dient. Dies gilt ebenso für Maßnahmen, die ausschließlich zur beruflichen Anpassung oder zur Berufsförderung bestimmt sind, für Erziehungsberatung, Sexualberatung, körperbezogene Therapieverfahren, darstellende Gestaltungstherapie sowie heilpädagogische oder ähnliche Maßnahmen.

Psychotherapie ist als Leistung der gesetzlichen Krankenversicherung ausgeschlossen, wenn:
1. zwar seelische Krankheit vorliegt, aber ein Behandlungserfolg nicht erwartet werden kann, weil dafür beim Patienten die Voraussetzungen hinsichtlich seiner Motivationslage, seiner Motivierbarkeit oder seiner Umstellungsfähigkeit nicht gege-

ben sind oder weil die Eigenart der gestörten Persönlichkeitsstruktur des Patienten (gegebenenfalls seine Lebensumstände) dem Behandlungserfolg entgegensteht,
2. sie nicht der Heilung oder Besserung einer seelischen Krankheit bzw. der medizinischen Rehabilitation, sondern allein der beruflichen oder sozialen Anpassung oder der beruflichen oder schulischen Förderung dient,
3. sie allein der Erziehungs-, Ehe-, Lebens- und Sexualberatung dient.

Beziehungsstörungen

Auch Beziehungsstörungen können Ausdruck von Krankheit sein; sie sind für sich allein nicht schon Krankheit im Sinne der kassenfinanzierten Vertragspsychotherapie, sondern können nur dann als seelische Krankheit gelten, wenn ihre ursächliche Verknüpfung mit einer krankhaften Veränderung des seelischen oder körperlichen Zustandes eines Menschen nachgewiesen wurde.

Rehabilitative Maßnahmen

Nicht in jedem Fall ist das Behandlungsziel eine ursächliche Behebung der Störung. Eine *Tiefenpsychologisch fundierte Psychotherapie* gilt im Rahmen von rehabilitativen Maßnahmen auch dann als indiziert, wenn mit ihrer Hilfe eine Eingliederung in Arbeit, Beruf und/oder Gesellschaft erreicht werden kann.
Im Rahmen der medizinischen Rehabilitation kann Psychotherapie angewendet werden, wenn psychodynamische Faktoren wesentlich Anteil an einer seelischen Behinderung oder an deren Auswirkung haben und mit ihrer Hilfe eine Eingliederung in Arbeit und/oder Gesellschaft möglichst auf Dauer erreicht werden kann; Indikationen hierfür können nur sein:

1. Abhängigkeit von Alkohol, Drogen oder Medikamenten nach vorangegangener Entgiftungsbehandlung.
2. Seelische Behinderung aufgrund frühkindlicher emotionaler Mangelzustände, in Ausnahmefällen seelische Behinderungen, die im Zusammenhang mit frühkindlichen körperlichen Schädigungen und/oder Missbildungen stehen.
3. Seelische Behinderung als Folge schwerer chronischer Krankheitsverläufe, sofern sie noch einen Ansatz für die Anwendung von Psychotherapie bietet.
4. Seelische Behinderung aufgrund extremer Situationen, die eine schwere Beeinträchtigung der Persönlichkeit zur Folge hatten.
5. Seelische Behinderung als Folge psychotischer Erkrankungen, die einen Ansatz für spezifische psychotherapeutische Interventionen erkennen lassen.

5 Anwendungsformen und Leistungsumfang

> Versuche nie,
> jemanden so zu formen,
> wie du selber bist.
> Du solltest wissen,
> dass einer von deiner Sorte reicht.
>
> *R. W. Emerson*

Für die Durchführung der Psychotherapie ist es sowohl unter therapeutischen als auch unter wirtschaftlichen Aspekten erforderlich, vor Beginn der Behandlung den Behandlungsumfang und die Behandlungsfrequenz festzulegen, damit sich die PatientInnen und TherapeutInnen darauf einrichten können. Wenn der Behandlungsumfang und die Behandlungsfrequenz zu Beginn der Behandlung nicht mit ausreichender Sicherheit festgelegt werden kann, soll die Festlegung nach einer Probetherapie erfolgen.

Die Therapiestunde im Rahmen der Psychotherapie umfasst mindestens 50 Minuten. *Tiefenpsychologisch fundierte Psychotherapie* wird angewandt als:

Einzel- und Gruppentherapie bei Erwachsenen

Tiefenpsychologisch fundierte Einzeltherapie wird entweder als Kurzzeittherapie bis 25 Stunden oder als Langzeittherapie durchgeführt. Bei einer Umwandlung von einer Kurzzeit- in eine Langzeittherapie ist die bewilligte Kurzzeittherapie auf das Kontingent der Langzeittherapie anzurechnen.

Möglich ist auch eine Probetherapie bis zu 25 Stunden als Bestandteil der Langzeittherapie – entweder auf Antrag des Psychotherapeuten oder nach Empfehlung des Gutachters.

Bei intensiverer Einbeziehung von Partner und Familie kann die Einzelbehandlung auch in Doppelstunden durchgeführt werden.

Eine tiefenpsychologisch fundierte Langzeittherapie umfasst bis zu 50 Stunden, in besonderen Fällen bis zu 80 Stunden, bei Gruppenbehandlung bis 40 Doppelstunden, in besonderen Fällen bis 60 Doppelstunden. Eine Überschreitung dieser Stundenkontingente ist nur möglich, wenn aus der Darstellung des therapeutischen Prozesses hervorgeht, dass mit der Beendigung der Therapie das Behandlungsziel nicht erreicht werden kann, aber begründete Aussicht auf Erreichung des Behandlungsziels bei Fortführung der Therapie besteht. Dabei ist grundsätzlich die Höchstgrenze von 100 Stunden einzuhalten, bei Gruppenbehandlung 80 Stunden.

Einzel- und Gruppenpsychotherapie bei Jugendlichen unter Einbeziehung von Bezugspersonen aus dem engeren Umfeld

Einzeltherapie bis 25 Stunden (Kurzzeittherapie) und als Langzeittherapie bis 90 Stunden, in besonderen Fällen bis 140 Stunden oder maximal 180 Stunden; bei Gruppentherapie bis 40 Doppelstunden, in besonderen Fällen bis 60 Doppelstunden oder maximal 90 Stunden.

Einzeltherapie und Gruppenpsychotherapie bei Kindern unter Berücksichtigung der altersspezifischen Bedingungen und unter Einbeziehung von Bezugspersonen aus dem engeren Umfeld

Einzelsitzungen mit Kindern bei *Tiefenpsychologisch fundierter Psychotherapie* bis 70 Stunden, in besonderen Fällen bis 120 Stunden, maximal 150 Stunden; bei Gruppentherapie bis 40 Doppelstunden, in besonderen Fällen bis 60 Doppelstunden oder maximal 90 Stunden.

Bei der Behandlung in Gruppen soll die Größe der Gruppe sechs bis neun Personen umfassen.

Die Behandlungsfrequenz ist auf maximal 3 Behandlungsstunden in der Woche zu begrenzen, um eine ausreichende Therapiedauer im Rahmen der Kontingentierung zu gewährleisten. In der Regel dauert eine *Tiefenpsychologisch fundierte Psychotherapie* ein halbes Jahr bis drei Jahre bei einer Sitzung in der Woche.

Sonderformen der Tiefenpsychologisch fundierten Psychotherapie

Als Sonderformen der *Tiefenpsychologisch fundierten Psychotherapie* können folgende Behandlungsmethoden zur Anwendung kommen:

Kurztherapie

Die Kurztherapie ist keine Kurzzeittherapie (eine tiefenpsychologisch fundierte Kurzzeittherapie dauert bis zu 25 Stunden).
Kurztherapien haben bereits die Klassiker der Tiefenpsychologie durchgeführt. Sigmund Freud war in der Lage, in einer Sitzung eine Psychodynamik zu erhellen. Auch zahlreiche Falldokumentationen von Alfred Adler beruhen auf wenigen Sitzungen mit seinen PatientInnen.
Das Ausmaß seelischer Störungen, das zunehmende Interesse an und Wissen um psychische Störungen und das gesteigerte Verlangen nach adäquater psychotherapeutischer Behandlung haben in den letzten Jahrzehnten erheblich zugenommen. Eine hochfrequente Psychoanalyse im klassischen Sinne ist nur wenigen zugänglich und in ihrer Wirksamkeit mittlerweile sehr umstritten. Die Entwicklung der Kurztherapie ist eine Antwort auf diese Situation.
Die in den Richtlinien angeführte Kurztherapie erfordert eine Vereinbarung mit dem Patienten über ein begrenztes Therapieziel und einen begrenzten Therapieumfang. Gegenstand der tiefenpsychologisch fundierten Kurztherapie ist ein abgrenzbarer aktueller krankheitswertiger Konflikt mit einer definierbaren krankheitswertigen Psychodynamik. In der Regel werden 40 Sitzungen für diesen Therapieplan als ausreichend angesehen.

Fokaltherapie

Die auf Michael Balint zurückgehende Fokaltherapie ist die klassische Form der analytischen Kurztherapie. Sie kann im Volumen einer Kurzzeittherapie (25 Sitzung zu 50 Minuten bzw. 50 Sitzungen zu 25 Minuten) durchgeführt werden. Die Fokaltherapie wird zur Langzeittherapie, wenn sie – wie üblich – über 30 Sitzungen zu 50 Minuten durchgeführt wird. Falls erforderlich kann dieses Kontingent auch weiter überschritten werden. In diesem Fall ist ein Fortführungsantrag zu stellen.

Faber/Haarstrick im Kommentar Psychotherapie-Richtlinien (S. 33) stellen fest: »Voraussetzung zur Anwendung einer Fokaltherapie ist die vom Patienten und Therapeuten zu erarbeitende und gemeinsam zu findende Definition des bewusstseinsfähigen ›Focus‹, eines neurotischen Konfliktkerns, der erkannt und gedeutet werden muss: Psychoanalytische Kurztherapie und Fokaltherapie erfordern gründliche analytische Kenntnisse und umfassende therapeutische Erfahrungen.«

Dynamische Psychotherapie

Die Dynamische Psychotherapie ist die im Umfeld des Instituts für psychogene Erkrankungen der AOK in Berlin entstandene Variante *Tiefenpsychologisch fundierter Psychotherapie*.

Annemarie Dührssen entwickelte die Dynamische Psychotherapie als Sonderform der *Tiefenpsychologisch fundierten Psychotherapie*.

Therapeut und Patient einigen sich auf einen bestimmten Konflikt, der bearbeitet werden soll. Dabei wird der Bezug zum Aktualkonflikt stets beibehalten. Die Dynamische Psychotherapie ist eine dialogische Psychotherapie. Das hinsichtlich der krankheitswertigen Störung bedeutsame Erlebnismaterial wird in einer Kombination aus freier Assoziation und strukturierenden, klärenden Fragen bearbeitet.

Niederfrequente Therapie in einer längerfristigen, Halt gewährenden therapeutischen Beziehung

Diese Variante der *Tiefenpsychologisch fundierten Psychotherapie* betont die supportiven Momente in der Behandlung von chronisch seelisch gestörten Menschen. Sie findet ihre Anwendung bei Patienten mit Defiziten in der Ich-Entwicklung und verfestigten Persönlichkeitsstörungen. Patienten, bei denen eine ungünstige Prognose hinsichtlich ihrer Möglichkeiten im Zusammenhang mit einer sonst üblichen *Tiefenpsychologisch fundierten Psychotherapie* oder einer *Analytischen Psychotherapie* besteht, würden unter Beachtung des Gesichtspunktes von Notwendigkeit und Wirtschaftlichkeit eventuell unversorgt bleiben. Über eine niederfrequente Therapie ist eine Behandlung aber dennoch möglich und wirtschaftlich vertretbar.

Behandelt werden kann mit einer bis auf eine Sitzung im Monat reduzierten Sitzungsfrequenz. Möglich ist auch die Halbierung der Sitzungsdauer auf 25 Minuten und damit die Verdoppelung der Sitzungszahl innerhalb des Kontingents auf maximal 200 Leistungen. Die Sitzungsdauer – jeweils 50 oder 25 Minuten – kann im Laufe der Behandlung den Bedürfnissen des Patienten jeweils angepasst werden. Eine niederfrequente *Tiefenpsychologisch fundierte Psychotherapie* kann damit bis zu fünf Jahre dauern, ein Behandlungszeitraum, der dem Krankheitsbild mancher Patienten angemessen ist.

Niederfrequente Therapie in einer längerfristigen, Halt gewährenden therapeutischen Beziehung in Kombination mit Gruppenpsychotherapie

Im Rahmen *Tiefenpsychologisch fundierter Psychotherapie* ist die simultane Kombination von Einzel- und Gruppentherapie grundsätzlich ausgeschlossen. Eine solche Kombination kann nur im Fall einer *Niederfrequenten Therapie in einer längerfristigen, Halt gewährenden therapeutischen Beziehung* aufgrund eines dazu besonders begründeten Erstantrages durchgeführt werden.

Die Kombination einer Einzelbehandlung mit einer Gruppenpsychotherapie ergibt eine Verdichtung des Therapieangebots. Unterschiedliche Beziehungs- und Übertragungsangebote für den Patienten werden möglich, die – ebenso wie wechselnde Stimmungslagen, depressive Reaktionen usw. – im Verlauf der parallel und im gleichen Rhythmus zur Verfügung stehenden Einzelsitzungen bearbeitet werden können.

Katathymes Bilderleben

ist keine eigenständige Psychotherapie im Sinne der Richtlinien, sondern kann gegebenenfalls im Rahmen eines übergeordneten tiefenpsychologisch fundierten Therapiekonzeptes Anwendung finden. In den Grenzen eines tiefenpsychologischen Therapiekonzeptes ist es als Ergänzung verbaler Verfahren angezeigt, wenn der Patient sich auf eine verbale therapeutische Interaktion aufgrund seiner Struktur oder der Art seiner Störung nur schwer einzustellen vermag.

Leistungspflicht der gesetzlichen Krankenkassen

Für die gesetzlichen Krankenkassen (Primär- und Ersatzkassen) in Deutschland besteht eine Leistungspflicht für psychotherapeutische Behandlung, wenn ein niedergelassener Vertragspsychotherapeut (von einer Kassenärztlichen Vereinigung zugelassener ärztlicher oder Psychologischer oder Kinder- und Jugendlichenpsychotherapeut) eine krankheitswertige seelische Diagnose feststellt und ärztlicherseits ein Konsiliarbericht vorliegt, der nicht gegen eine psychotherapeutische Behandlung spricht. Der behandelnde Psychotherapeut rechnet seine Leistungen direkt mit der Kassenärztlichen Vereinigung ab. PatientInnen können aber ihrer Krankenkasse gegenüber auch das **Kostenerstattungsverfahren** wählen. Dann stellt der behandelnde Psychotherapeut den PatientInnen seine Leistungen gemäß der Gebührenordnung für Privatpatienten in Rechnung, und deren Krankenkasse erstattet einen Teil der Rechnung in Höhe der Sätze der Kassenärztlichen Vereinigung.

Mitglieder einer **gesetzlichen Krankenkasse** müssen eine Kostenübernahme für psychotherapeutische Leistungen **stets vor Beginn der psychotherapeutischen Behandlung beantragen.** Mit Hilfe eines Psychotherapeuten, den der Patient während der bis zu fünf **probatorischen Sitzungen** (die nicht beantragt werden müssen) bereits kennen gelernt hat, stellt er einen schriftlichen Antrag bei seiner Krankenkasse.

Die Unterbrechung einer laufenden Psychotherapie für einen Zeitraum von mehr als einem halben Jahr ist nur zulässig, wenn sie besonders begründet wird (z. B. Selbstständigkeitsprüfung des Patienten).

Bei einem **Behandlerwechsel** sind folgende Genehmigungen erforderlich: Während einer Kurzzeittherapie muss ein Bericht an den Gutachter geschrieben werden, außer der Psychotherapeut ist von der Berichtspflicht bei Kurzzeittherapie befreit. Dann ist lediglich die Reststundenübernahme durch die Krankenkasse zu bewilligen.

Bei einem Behandlerwechsel während einer Langzeittherapie ist immer ein Bericht an den Gutachter einzureichen. Wechselt der Patient während einer laufenden Psychotherapie seine Krankenkasse, so muss eine neue Kostenübernahme für die restlichen Stunden von der neuen Kasse eingeholt werden.

Eine erneute Kurzzeittherapie innerhalb von zwei Jahren ist generell gutachterpflichtig, auch bei Befreiung von der Gutachterpflicht.

Wenn der Patient bei einer gesetzlichen Krankenkasse versichert ist, kann er auf Antrag seine Kosten für die Psychotherapie auch bei nicht als Vertragspsychotherapeuten tätigen Behandlern erstattet bekommen, wenn er innerhalb einer zumutbaren Wartezeit und in einer örtlich angemessenen Entfernung keinen Therapieplatz bei Vertragspsychotherapeuten erhält. Gemäß **§ 13 Abs. 3 Sozialgesetzbuch V** muss die Krankenkasse dem Patienten in diesem Fall die Kosten für eine Psychotherapie erstatten. Diese Variante der Finanzierung von Psychotherapien ist allerdings seit

Inkrafttreten des Psychotherapeutengesetzes weitestgehend eingeschränkt worden.

Praxisgebühr und Erstzugangsrecht zum Psychologischen Psychotherapeuten und zum Kinder- und Jugendlichenpsychotherapeuten

Bedingt durch das Gesetz zur Modernisierung des Gesundheitswesens müssen alle Mitglieder der gesetzlichen Krankenversicherung (GKV) bei jedem ersten Praxisbesuch im Quartal vor Beginn der Behandlung 10,– € bezahlen.

Die Praxisgebühr entfällt bei:
- Überweisungen aus demselben Quartal;
- Kinder und Jugendlichen bis zum vollendeten 18. Lebensjahr;
- Zuzahlungsbefreiungen, die nach dem 01.01.05 ausgestellt wurden;
- GKV-Versicherten, die Kostenerstattung nach § 13 SGS V gewählt haben;
- sonstigen Kostenträgern (z. B. Bundeswehr, Zivildienst, U + J Scheine).

Beihilfe und private Krankenkassen

Für psychologische und ärztliche wie für Kinder- und Jugendlichenpsychotherapeuten existieren in Deutschland **Gebührenordnungen**. Bei Einzelsitzungen (zu je 50 Minuten) reichen die Gebühren derzeit (2005) von € 40,22 bis € 140,76. Üblich ist ein mittleres Stundenhonorar von € 92,50.

Patienten, die über eine **private Krankenversicherung** – eventuell in Kombination mit einer **Beihilfestelle** – abgesichert sind, überprüfen anhand ihrer Police und/oder in Rücksprache mit ihrer Versicherung, ob und unter welchen Bedingungen diese die Kosten für eine psychotherapeutische Behandlung übernimmt. In aller Regel bewilligen Beihilfestellen und private Krankenversicherungen nach demselben Verfahren Psychotherapien wie die gesetzlichen Krankenkassen.

Es gibt auch Privatversicherer, die die psychotherapeutische Behandlung bei approbierten Psychotherapeuten und bei Heilpraktikern finanzieren, die andere Methoden als die Richtlinienverfahren anwenden. Diesen Versicherten steht dann ein breiteres Spektrum an Behandlungsmöglichkeiten als den gesetzlich Krankenversicherten zur Verfügung.

Auf der anderen Seite schränken manche Privatversicherer den Kreis der Psychotherapeuten und die Dauer der Behandlungen extrem ein. So finanziert beispielsweise die Hallesche Nationale Krankenversicherung nur einen sehr eingeschränkten Kreis ärztlicher und psychologischer Psychotherapeuten und schließt einen großen Teil der mittlerweile durch das Psychotherapeutengesetz approbierten Psychotherapeuten aus.

6 Der Antrag auf Tiefenpsychologisch fundierte Psychotherapie

> Das Es, das Ich, das Überich,
> die trafen in der Kneipe sich,
> Das Es, das trank bis zum Erbrechen,
> das Ich bezahlte dann das Zechen,
> das Überich, der arme Tropf,
> hatt' tags darauf den schweren Kopf.
>
> *(Studentenreim)*

Die Feststellung der Leistungspflicht für Psychotherapie erfolgt durch die Krankenkasse auf Antrag des Versicherten. Zu diesem Antrag teilt der Vertragspsychotherapeut (ärztlicher Psychotherapeut oder ärztlicher Kinder- und Jugendlichenpsychotherapeut oder Psychologischer Psychotherapeut oder Kinder- und Jugendlichenpsychotherapeut) vor der Behandlung der Krankenkasse die Diagnose mit, begründet die Indikation und beschreibt Art und Umfang der geplanten Therapie. Wird ein Antrag auf Langzeittherapie gestellt oder soll eine Kurzzeittherapie in eine Langzeittherapie übergeleitet werden, so soll dieser Antrag neben den Angaben zu Diagnose, Indikation sowie Art, Umfang und Frequenz der geplanten Therapie auch einen fallbezogenen Behandlungsplan enthalten (Bericht an den Gutachter).

Ist die Psychotherapie mit den festgelegten Leistungen nicht erfolgreich abzuschließen und soll die Therapie deshalb fortgesetzt werden, bedarf es eines Antrags auf Feststellung der Leistungspflicht mit Darstellung des Behandlungsverlaufs, des erreichten Therapieerfolgs und der ausführlichen Begründung zur Fortsetzung der Behandlung einschließlich der prognostischen Einschätzung.

Probatorische Sitzungen

Eine *Tiefenpsychologisch fundierte Psychotherapie* darf grundsätzlich erst begonnen werden, nachdem die Genehmigung durch die Krankenkasse erteilt wurde. Dasselbe gilt für die Verlängerung einer Therapie. Es zählt das Datum der Kostenübernahme durch die Kasse. Es gilt nicht das Datum des Gutachterbescheides.

Vor der ersten Antragstellung können bis zu fünf probatorische Sitzungen in Anspruch genommen werden. Die PatientInnen und PsychotherapeutInnen können in diesen fünf Sitzungen die Notwendigkeit einer psychotherapeutischen Behandlung abklären. Die Information über alternative Behandlungsmöglichkeiten gehört in diesem Zusammenhang zur Aufklärungspflicht der VertragspsychotherapeutInnen. PatientInnen und PsychotherapeutInnen sollen in den probatorischen Sitzungen nicht nur über die unterschiedlichen Behandlungsmöglichkeiten sprechen, sondern auch alle anderen Fragen offen erörtern, die sich in dieser Situation stellen.

Um den PatientInnen bei der Suche nach der richtigen Psychotherapeutin bzw. dem richtigen Psychotherapeuten behilflich zu sein, habe ich den Ratgeber »Wann hilft eine Psychotherapie?« veröffentlicht (Kreuz-Verlag, Stuttgart 2005). Hier finden PatientInnen praktische Orientierungshilfen, die sie bei der PsychotherapeutInnensuche nutzen können.

Diagnostik

Vor Beginn einer Behandlungsaufnahme steht eine Indikationsdiagnostik in Form eines Erstinterviews unter psychodynamischen Gesichtspunkten, d.h. unter Beachtung von Übertragung und Gegenübertragung. Ergebnis ist in der Regel eine psychodynamische Hypothese über den Zusammenhang von Symptomentstehung und Persönlichkeitsentwicklung im biografischen und sozialen Kontext.

Die Interviewdiagnostik wurde im Laufe der Entwicklung immer differenzierter und im Hinblick auf die Erfordernisse ausreichender Testgütekriterien (Reliabilität und Validität) auch immer stärker operationalisiert. Prototypisch für diese Entwicklung ist die »Operationalisierte Psychodynamische Diagnostik« (OPD), bei der Symptomatik (nach ICD-10), Krankheitserleben und Behandlungsvoraussetzungen, Beziehung, Konflikt und Struktur erfasst werden. Die OPD-Diagnostik liefert indikationsrelevante Befunde, z.B. Konflikt-aufdeckende fokale Therapie oder strukturstützende Therapie bei starker Strukturschwäche.

Konsiliarverfahren

Vor Aufnahme einer Psychotherapie durch einen Psychologischen Psychotherapeuten oder Kinder- und Jugendlichenpsychotherapeuten holen diese spätestens nach den probatorischen Sitzungen den Konsiliarbericht eines Vertragsarztes ein. Der Konsiliarbericht dient der Abklärung einer somatischen oder, wenn der somatisch abklärende Arzt dies für erforderlich hält, einer psychiatrischen Erkrankung.

Der Konsiliararzt hat den Konsiliarbericht nach Anforderung durch den Psychologischen Psychotherapeuten oder Kinder- und Jugendlichenpsychotherapeuten nach persönlicher Untersuchung des Patienten zu erstellen. Der Bericht ist dem Psychologischen Psychotherapeuten oder Kinder- und Jugendlichenpsychotherapeuten möglichst zeitnah, spätestens aber drei Wochen nach der Untersuchung zu übermitteln.

Zu den Regelungen zum Konsiliarverfahren gehört auch die Festlegung der Qualifikation der den Konsiliarbericht abgebenden Ärzte.

Danach sind bei Jugendlichen und Erwachsenen alle Ärzte mit Ausnahme derjenigen, die nur auf Überweisung in Anspruch genommen werden können (Laborärzte, Mikrobiologen und Infektionsepidemiologen, Nuklearmediziner, Pathologen, Radiologen, Strahlentherapeuten, Transfusionsmediziner und Humangenetiker), zur Abgabe des Konsiliarberichtes berechtigt.

Abweichend hiervon sind für die Abgabe eines Konsiliarberichtes vor einer psychotherapeutischen Behandlung von Kindern folgende Vertragsärzte berechtigt: Kinderärzte, Kinder- und Jugendpsychiater, Allgemeinärzte, praktische Ärzte und Internisten.

Zur Einholung des Konsiliarberichtes überweist der Psychologische Psychotherapeut oder Kinder- und Jugendlichenpsychotherapeut während der probatorischen Sitzungen und vor Beginn der Psychotherapie den Patienten an einen Konsiliararzt. Auf der Überweisung lässt er dem Konsiliararzt eine kurze Information über die von ihm erhobenen Befunde und die Indikation zur Durchführung einer Psychotherapie zukommen.

Der Konsiliarbericht dient der somatischen Abklärung vor Beginn einer Psychotherapie. Der konsultierte Vertragsarzt übernimmt die Verantwortung für eventuelle körpermedizinische Diagnosen. Er teilt dem Psychotherapeuten durch den Konsiliarbericht Angaben zum somatischen Befund mit, falls er diesen feststellt. Der Konsiliarbericht enthält folgende Angaben:

1. Aktuelle Beschwerden des Patienten,
2. psychischer und somatischer Befund (bei Kindern und Jugendlichen insbesondere unter Berücksichtigung des Entwicklungsstandes),
3. im Zusammenhang mit den aktuellen Beschwerden relevante anamnestische Daten,
4. Angaben zu einer gegebenenfalls notwendigen psychiatrischen oder kinder- und jugendpsychiatrischen Abklärung,
5. relevante stationäre und/oder ambulante Vor- und Parallelbehandlungen inklusive gegebenenfalls laufender Medikation,
6. medizinische Diagnose(n), Differential- und Verdachtsdiagnose(n),
7. gegebenenfalls Befunde, die eine ärztliche/ärztlich veranlasste Begleitbehandlung erforderlich machen,
8. Angaben zu gegebenenfalls erforderlichen weiteren ärztlichen Untersuchungen und
9. Angaben zu gegebenenfalls bestehenden Kontraindikationen für die Durchführung einer psychotherapeutischen Behandlung zum Zeitpunkt der Untersuchung.

Sollte ein Konsiliararzt Bedenken gegen die Aufnahme einer Psychotherapie haben, so ist ihm eine persönliche Kontaktaufnahme mit der Psychotherapeutin oder dem Psychotherapeuten zu empfehlen. Nur wenn er nach diesem Gespräch weiterhin eine Psychotherapie für kontraindiziert hält, sollte er das entsprechende Feld auf dem Konsiliarbericht ankreuzen. Dann wird von der Krankenkasse der Medizinische Dienst eingeschaltet, um die Notwendigkeit einer Psychotherapie zusätzlich zu überprüfen.

Sollte der Konsiliararzt zusätzlich eine psychiatrische Untersuchung für erforderlich halten, kann er dies ebenfalls begründen. Eventuell veranlasste ärztliche Maßnahmen oder Untersuchungen sollen begründet und angegeben werden.

Wenn wegen genau der Störung, die psychotherapeutisch behandelt werden soll, eine ärztliche, zum Beispiel pharmakotherapeutische Mitbehandlung erforderlich ist, wird dies ebenfalls auf dem Konsiliarbericht dokumentiert. Ärztliche Maßnahmen, die nicht im direkten Zusammenhang mit der psychotherapiebedürftigen Störung stehen, müssen hier nicht erwähnt beziehungsweise angekreuzt werden.

Einen Durchschlag des Konsiliarberichts behält der Konsiliararzt. Alle anderen Durchschläge erhält der Psychotherapeut. Dieser schickt sie dann – zusammen mit weiteren Formularen – an die Krankenkasse beziehungsweise den Gutachter weiter.

Gutachterverfahren

Die Genehmigung einer *Tiefenpsychologisch fundierten Psychotherapie* setzt grundsätzlich eine vorherige Begutachtung voraus. Der Gutachter hat sich dazu zu äußern, ob die Voraussetzungen einer Tiefenpsychologisch fundierten Richtlinienpsychotherapie erfüllt sind.

Von der Begründungspflicht für einen Antrag im Gutachterverfahren können Therapeuten für die Kurzzeittherapie durch die Kassenärztliche Vereinigung befreit werden. Voraussetzung ist, dass sie bereits 35 Therapiegenehmigungen im Gutachterverfahren nachweisen. Von den 35 Therapiegenehmigungen müssen mindestens 20 eine Einzeltherapie betreffen. Will der Therapeut eine Befreiung vom Gutachterverfahren auch für die Gruppentherapie erhalten, müssen von den für das entsprechende Verfahren und den entsprechenden Bewilligungsschritt vorgelegten 35 Therapiegenehmigungen 15 für eine Gruppentherapie erteilt worden sein. Voraussetzung für eine Befreiung vom Gutachterverfahren für die Kurzzeittherapie von Kindern und Jugendlichen ist die Vorlage von 35 im Gutachterverfahren genehmigten Therapien von Kindern und Jugendlichen.

Beispiel eines Berichts an den Gutachter

1.
Die Patientin kommt nach einjähriger Selbstständigkeitsprüfung erneut in meine Praxis mit der Bitte um Verlängerung der Psychotherapie. Sie habe Angst vor den anstehenden Prüfungen (Abschlussprüfungen als Krankenschwester); sie sei sozial isoliert, fühle sich hilflos und verloren. Sie könne nur noch mühsam ihre alltäglichen Anforderungen bewältigen, dauernde Finanzsorgen würden sie zermürben. Sie leide an Sinnlosigkeitsgefühlen und brauche Hilfe.

2.
Die Patientin, 1967 geboren, schloss nach Grund- und Hauptschule eine Berufsfachschule für Hauswirtschaft und Ernährung ab. Anschließend wurde sie zur Krankenpflegehelferin ausgebildet, arbeitete in diesem Beruf vier Jahre bis 1991, nahm dann $1^1/_2$ Jahre Erziehungsurlaub, arbeitete von 1992 bis 2001 erneut als Krankenpflegerin. Seit Oktober 2001 ist sie in Ausbildung zur Krankenschwester. Im Sommer stehen die Abschlussprüfungen an.
  Die Mutter war Schneiderin, »streng, streitsüchtig, rechthaberisch, unzufrieden«. »Ich war meist froh, wenn ich sie nicht gesehen habe. Teilweise habe ich sie gehasst.« Die Mutter habe sie oft geschlagen.
  Der Vater sei »liebevoll, fleißig, aber auch ungeduldig« gewesen. »Ich habe mich immer sehr gefreut, wenn er zu Hause war.« Der Vater arbeitete als kaufmännischer Angestellter.
  Die Ehe der Eltern beschreibt die Patientin als »schlecht; es gab oft lauten Streit; mein Bruder und ich hatten oft Angst«.
  Der Bruder ist $1^1/_2$ Jahre älter. Der Bruder sei zänkisch gewesen.
  Die Patientin beschreibt sich als Kind als »ruhig, zurückgezogen«, »immer bedacht, alles richtig und gut zu machen«. »Ich habe fast immer alleine gespielt«. »Ich konnte mit anderen Kindern nichts anfangen«.
  Die Patientin ist in den ersten sieben Klassen nie gerne in die

Schule gegangen. »Ich habe die Schule gehasst«. »Ich hatte keine Freunde«. Die schulischen Leistungen waren schlecht.

Mit 14 Jahren fand die Patientin Zugang zu einer Clique (Partys, Motorradfahren, Zelten, Alkohol, Cannabis).

Mit 18 Jahren Ablösung vom Elternhaus und der Gruppe der Gleichaltrigen. Wohnungswechsel und Ausbildung in einer größeren Stadt (»Ich war froh, weit weg von meinen Eltern, meiner Verwandtschaft und meiner Heimat zu sein«).

Erster Freund mit 14 Jahren für zwei Jahre (»Freund ist an einer Lungenentzündung gestorben. Er war meine große Liebe«). Anschließend gleichzeitig mehrere Beziehungen zu Männern. Von 18. bis 23. Lebensjahr »große Liebe« zu einem sieben Jahre älteren Spanier. Dann lernte Patientin den Vater ihrer beiden Kinder kennen. »Wenn er da war, wollte ich ihn nicht, wenn er weg war, wollte ich ihn.« Dann Heirat und gemeinsame Wohnung. Aus dieser Ehe stammen eine 14-jährige Tochter und ein 11-jähriger Sohn.

2000 Trennung vom heute 49-jährigen Ehemann. Patientin wurde seitens der Schwiegermutter heftig entwertet.

Aufgrund ihrer psychiatrischen Behandlungen und seelischen Störungen Trennung von den Kindern (Sohn zum inzwischen 700 km entfernt lebenden Vater; Tochter zum 500 km entfernt lebenden Bruder bzw. Schwägerin).

3.
Stationär-psychiatrische Behandlung (Enuresis) mit 13 Jahren.

Februar 2000 bis Juli 2000 stationär-psychiatrische Behandlung wegen depressiver Störungen.

November-Dezember 2000 stationär-psychiatrische Krisenintervention.

Januar 2002 Krisenintervention nach Suizidversuch.

Januar-Februar 2003 psychiatrische Krisenintervention.

Mai bis Juli 2003 stationäre und poststationäre psychiatrische Behandlung (siehe Anlage).

4.
Die Patientin ist eine kleinere Person, die mit ihrer larvierten Depressivität den Raum emotional füllt. Aggressivität und Zärtlich-

keitsbedürfnisse werden verdrängt. Weitere Abwehrmechanismen sind regressive Resomatisierung, Projektion und Idealisierung. Die Patientin ist allseits orientiert, ein produktiv-psychotisches Erleben kann nicht festgestellt werden. Die Klientin sucht aktiv nach Hilfe; sie ist kooperationswillig; pessimistische Äußerungen und die Hoffnung, in der Psychotherapie doch wieder neue Möglichkeiten der Lebensgestaltung finden zu können, wechseln; Affektlabilität; Selbstverkleinerungstendenz und die Verschiebung der Selbstverlustangst auf körperliche Symptome wirken ineinander. Gegenübertragung: ebenfalls Somatisierung (Rückenbeschwerden); im Gespräch darüber finden wir eine wohltuend humorvolle, entspannende Wendung.

5.
Auslösende Konfliktsituation für die erneute depressive Episode der Patientin ist die anstehende Prüfung als Krankenschwester im Zusammenhang der anhaltenden sozialen Isolierung, insbesondere der Entfremdung von den eigenen Kindern.

Grundkonflikt: Aus einer gefühlskargen Mutterbeziehung resultieren frühkindliche oral-narzisstische Mangelerfahrungen. Ein leistungsorientierter Vater konnte diese Mangelerfahrung nur partiell kompensieren. Patientin leidet bis heute an der lieblosen Atmosphäre der Primärfamilie und der zwanghaften Orientierung am Nützlichkeits- und Leistungsprinzip. Patientin reagierte mit Rückzug, Isolierung und Wendung von Aggressivität nach innen (depressiver Modus der Konfliktverarbeitung).

Innerer Konflikt: Die unzureichende Verinnerlichung guter Objekte verhinderte den Aufbau eines stabilen Selbst. Stattdessen zeigt sich in der Affektlabilität der Patientin die primitive Introjektion ambivalenter Objekte und die strukturelle Selbstunsicherheit. Die Wendung von Aggressionen gegen das eigene Selbst korrespondiert mit einem bis heute ungelösten Autonomie(+Autarkie)-Abhängigkeits(+Versorgtwerden)-Konflikt.

7. F32.1 mittelgradige depressive Episode
　　　　bei selbstunsicherer Struktur
　　　　mittel integriert

8.
Im Jahr 2000 Dekompensation der Patientin im Zusammenhang des Scheiterns ihrer Ehe und ihrer Familie.
September 2002 erster Kontakt in meiner Praxis (probatorische Sitzungen) und 2 psychotherapeutische Sitzungen im Dezember 2002.
September 2003 bis April 2004 tiefenpsychologisch fundierte Kurzzeitpsychotherapie.
Anschließend mit der stabilisierten Patientin Selbstständigkeitsprüfung verabredet.
Jetzt soll die Tiefenpsychologisch fundierte Psychotherapie in wöchentlichen Sitzungen fortgesetzt werden. Durch die Arbeit am Übertragungsgeschehen und durch partielle Regressionen soll die Selbsterkenntnis der Patientin erweitert werden. Vor allem soll in diesem Zusammenhang die Autonomie der Patientin gestärkt werden. In diesem Zusammenhang ist auch der Versorgungs-Autarkie-Konflikt zu bearbeiten. Die depressive Reaktion in Konfliktlagen soll bewusster herausgearbeitet werden. Fokussiert werden soll in der psychotherapeutischen Arbeit die konstruktive Bewältigung der aktuellen Herausforderung im Zusammenhang mit anstehenden Anforderungen (Abschluss der Berufsausbildung) und der aktiven Zukunftsgestaltung (Reorganisation der Beziehung zu den Kindern). Auch Sinnfragen des Lebens in Verbindung mit der Zärtlichkeits- und Sexualthematik sind weiter zu klären.

9.
Bei kontinuierlicher Arbeit mit der Klientin kann mit einer weiteren Besserung des psychischen Befundes gerechnet werden. Da die Klientin ernsthaft um Zusammenarbeit bemüht ist, ist ein Therapieerfolg, der den Teufelskreis der rezidivierenden depressiven Störungen durchbrechen kann, gut möglich.

10.
Zur Patientin konnte in der Kurzzeittherapie eine solide, tragfähige therapeutische Beziehung aufgebaut werden. Eine anhaltende Verbesserung der Grundbefindlichkeit der Patientin wird voraussichtlich eine Tiefenpsychologisch fundierte Psychotherapie von bis zu 80 Sitzungen erfordern.

Leitfaden zur Erstellung von Berichten

Bei der Erstellung von Berichten an die GutachterInnen orientieren sich die PsychotherapeutInnen an einem Fragenkatalog, der als Hilfsmittel zur Abfassung der Berichte dient. Dieser Fragenkatalog ist kein strenges Muss an zu beantwortenden Fragen. Die PsychotherapeutInnen treffen in ihren Berichten unter den aufgeführten Hinweisen ihre fallbezogene Auswahl. Die Berichte sollen sich auf die Angaben beschränken, die für das Verständnis der psychischen Erkrankung, ihrer ätiologischen Begründung, ihrer Prognose und ihrer Behandlung erforderlich sind. Folgende Gesichtspunkte gilt es zu berücksichtigen:

1. Spontanangaben des Patienten: Die Schilderung der Klagen des Patienten und der Symptomatik zu Beginn der Behandlung und eventuelle Berichte von Beziehungspersonen des Patienten sind zu beachten. Warum kommt der Patient zu diesem Zeitpunkt und durch wen veranlasst in die Praxis?
2. Kurze Darstellung der lebensgeschichtlichen Entwicklung:
- Familienanamnese,
- körperliche Entwicklung,
- psychische Entwicklung,
- soziale Entwicklung mit besonderer Berücksichtigung der familiären und beruflichen Situation, des Bildungsganges und der Krisen in phasentypischen Schwellensituationen.
3. Krankheitsanamnese: Alle wesentlichen Erkrankungen, die ärztlicher Behandlung bedurften oder bedürfen, sollen erwähnt werden. Von besonderem Interesse sind bereits früher durchgeführte psychotherapeutische Behandlungen.
4. Psychischer Befund zum Zeitpunkt der Antragstellung:
- Emotionale Kontaktfähigkeiten, Intelligenzleistungen und Differenziertheit der Persönlichkeit sind zu beachten. Wie steht es um die Einsichtsfähigkeit, das Krankheitsbewusstsein und Motivation des Patienten zur Psychotherapie?
- Welche Abwehrmechanismen sind wirksam? Welche infantilen Fixierungen spielen eine wie intensive Rolle? Wie ist die Persönlichkeitsstruktur des Patienten beschaffen?

- Können psychopathologische Befunde festgestellt werden, zum Beispiel Bewusstseinsstörungen, Störungen der Stimmungslage, der Affektivität und der mnestischen Funktionen (Erinnerungen); haben wir es mit einer Wahnsymptomatik und/oder suizidalen Tendenzen zu tun?
5. Somatischer Befund: Ergebnisse der körperlichen Untersuchung, bezogen auf das psychische und das somatische Krankheitsgeschehen, sind bedeutsam. Der somatische Befund soll nicht älter als 3 Monate sein. Die Mitteilung des körperlichen Befundes ist grundsätzlich erforderlich. Falls die körperliche Untersuchung nicht vom ärztlichen Psychotherapeuten selbst durchgeführt wird, müssen Angaben zum somatischen Befund eines anderen Arztes und eventuell zu dessen Therapie beigefügt werden. Psychologische Psychotherapeuten und Kinder- und Jugendlichenpsychotherapeuten fügen den Konsiliarbericht eines Arztes bei.
6. Psychodynamik der seelischen Störung: Hier geht es um die Darstellung des Zusammenwirkens von lebensgeschichtlicher Entwicklung der seelischen Störung (Grundkonflikt), des daraus resultierenden inneren Konfliktes und der sich im Aktualkonflikt manifestierenden Symptombildung. Der Zeitpunkt des Auftretens der Symptome und der auslösenden Faktoren im Zusammenhang mit der Psychodynamik, auch der interpersonellen Dynamik, sind zu beschreiben. Bei chronischen Störungen und strukturellen Ich-Defekten ist ein von der Behinderung und dem Defekt abgesetztes, aktuell wirksames Krankheitsgeschehen in seiner Psychodynamik darzustellen.
7. Diagnose der krankheitswertigen Störung zum Zeitpunkt der Antragstellung: Erforderlich ist die Darstellung der Diagnose auf der symptomatischen und strukturellen Ebene. Diese gilt es differentialdiagnostisch unter Berücksichtigung auch anderer Befunde einzuordnen. Auch von anderen Medizinern erhobene Befunde, besonders der letzten 3 Monate, sowie die Ergebnisse klinischer Untersuchungen und Behandlungen sind zu berücksichtigen. Eventuell vorliegende Befundberichte sind dem Bericht an den Gutachter anonymisiert beizulegen.
8. Behandlungsplan und Zielsetzung der Therapie: Die berichtenden PsychotherapeutInnen haben zu begründen, weshalb

sie eine *Tiefenpsychologisch fundierte Psychotherapie* alternativ zu *Analytischer Psychotherapie* und *Verhaltenstherapie* für notwendig erachten. Auch deren Anwendung als Einzel- oder Gruppentherapie ist zu erörtern. Bei einer Gruppentherapie sind Gruppensetting, Zusammensetzung der Gruppe und die gruppenspezifische Indikation, auch die bisherigen Gruppenerfahrungen des Patienten darzustellen. Es muss ein Zusammenhang nachvollziehbar dargestellt werden zwischen der Art der seelischen Störung, Sitzungsfrequenz, dem Therapievolumen und dem Therapieziel.
9. Prognose der Psychotherapie: Das Problembewusstsein des Patienten, seine Verlässlichkeit und seine vorhandenen Ressourcen zur Lebensbewältigung sind zu beurteilen. Auch seine Fähigkeit oder seine Tendenz zur Regression sind ein Thema. Seine Flexibilität hinsichtlich seiner Lebenseinstellung und seine Entwicklungsmöglichkeiten sind von Bedeutung.

Dient der Bericht dazu, die Umwandlung einer Kurzzeittherapie in eine Langzeittherapie zu erwirken, ist zusätzlich zu erörtern, was die Gründe für die Änderung der Indikation und die Umwandlung in eine Langzeittherapie sind und welchen Verlauf die bisherige Therapie nahm.

Die Fortführung einer *Tiefenpsychologisch fundierten Psychotherapie* über 50 Stunden hinaus ist ebenfalls mit einem Fortführungsbericht zu begründen. In diesem Zusammenhang kommt es darauf an:

1. wichtige Ergänzungen zu den Abschnitten 1.-4. des Erstberichts zu liefern. Die krankheitswertige Symptomatik und deren eventuelle Veränderung sind zu kommentieren. Weitere Einsichten in die lebensgeschichtliche Entwicklung und die Krankheitsanamnese, neue Erkenntnisse hinsichtlich des psychischen Befundes und der Berichte von Angehörigen des Patienten sind anzuführen. Aktuelle Befundberichte aus ambulanter oder stationärer Behandlung werden anonymisiert beigefügt.
2. Ergänzungen zur Psychodynamik der krankheitswertigen seelischen Störung: Hier ist die interpersonelle Dynamik (Über-

tragung, Gegenübertragung und Widerstand) des Patienten im Verlauf der Therapie von Interesse. Neu gewonnene Erkenntnisse über innere Konflikte und deren eventuelle Auswirkung im Aktualkonflikt sind darzulegen.
3. Ergänzungen zur Diagnose beziehungsweise Differentialdiagnose der krankheitswertigen Störung sind festzuhalten.
4. Zusammenfassung des bisherigen Therapieverlaufes:
- Wie steht es um die Mitarbeit des Patienten, seine Regressionsfähigkeit bzw. seine Regressionstendenz, seine Fixierungen und seine Flexibilität?
- Welche Effekte wurden bisher durch die Anwendung welcher Methoden erreicht?
- Im Fall einer Gruppentherapie ist die Entwicklung der Gruppendynamik und die Teilnahme des Patienten am interaktionellen Prozess in der Gruppe zu beschreiben. Wie steht es um die Möglichkeiten des Patienten, seine krankheitswertige Konfliktdynamik in der Gruppe zu bearbeiten?
5. Änderungen des Therapieplanes sind zu begründen.
6. Prognose nach dem bisherigen Behandlungsverlauf: Die wahrscheinlich noch notwendige Behandlungsfrequenz und die Behandlungsdauer in Bezug auf die Entwicklungsmöglichkeiten des Patienten und seines Umfeldes sind anzugeben.

Eine weitere Inanspruchnahme einer *Tiefenpsychologisch fundierten Psychotherapie* bis zur Höchstgrenze erfordert einen neuerlichen aktuellen Bericht im Sinne eines Fortführungsberichtes. Diesem ist ein Ergänzungsbericht anzufügen, in dem die neuerliche Fortführung der Behandlung zu begründen ist. Im Zusammenhang der beabsichtigten Überschreitung des Behandlungsumfanges ist zu folgenden Fragen Stellung zu nehmen:
1. Welche Erwartungen knüpft der Patient an die Fortführung der Behandlung? Was möchte er noch erreichen?
2. Welche Zielvorstellungen verbindet der Therapeut mit der im Bericht zum Fortführungsantrag dargestellten Therapie?
3. Kann die Beendigung der psychotherapeutischen Behandlung durch Reduzierung der Behandlungsfrequenz ermöglicht oder erleichtert werden?
4. Welche Stundenzahl wird für die Abschlussphase der psycho-

therapeutischen Behandlung unbedingt noch für erforderlich gehalten? Welche Sitzungsfrequenz und welche Behandlungsdauer bis zur Beendigung der Therapie sind vorgesehen?

Qualifikation der Gutachter

Im Gutachterverfahren nach den Psychotherapie-Richtlinien werden psychotherapeutisch qualifizierte Ärzte, Psychologische Psychotherapeuten und Kinder- und Jugendlichenpsychotherapeuten als Gutachter tätig. Die Gutachter müssen folgende Qualifikation besitzen:
1. Die Gebietsbezeichnung als Arzt für Psychotherapeutische Medizin oder Psychiatrie und Psychotherapie oder die Approbation als Psychologischer Psychotherapeut; für die Begutachtung von Kinder- und Jugendlichenpsychotherapien die Gebietsbezeichnung für Kinder- und Jugendpsychiatrie und -psychotherapie oder die Approbation als Kinder- und Jugendlichenpsychotherapeut.
2. Eine abgeschlossene Weiter- oder Ausbildung an einem anerkannten Institut. Dass dieser Kreis der Institute dann aber noch weiter auf die ehemals (bis 31.12.1998) anerkannten KBV-Institute eingegrenzt wird, schafft eine breite Gerechtigkeitslücke zu Ungunsten des approbierten Kollegenkreises der ehemaligen »Kostenerstatter«.
3. Den Nachweis von mindestens fünfjähriger Tätigkeit nach dem Abschluss einer Weiter- bzw. Ausbildung ganz oder überwiegend auf dem Gebiet der *Tiefenpsychologisch fundierten* und *Analytischen Psychotherapie* in einer Praxis oder einer psychotherapeutischen Fachklinik bzw. Poliklinik. Es ist der überkommenen Dominanz der *Analytischen Psychotherapie* (Psychoanalyse) innerhalb der Richtlinienpsychotherapie geschuldet, dass die *Tiefenpsychologisch fundierte Psychotherapie* als eigenständige Qualifikation nicht ausreichend gewürdigt wird, sondern nur in Kombination mit der *Analytischen Psychotherapie* gesehen wird.

4. Nachweis über eine mindestens fünfjährige Tätigkeit als Dozent und Supervisor an einem der unter 2. genannten Institute oder einer psychotherapeutischen Fachklinik oder im Fachgebiet *Tiefenpsychologisch fundierte* und *Analytische Psychotherapie* an einer Universität, an der auch entsprechende Krankenbehandlung durchgeführt wird. Mit dieser Bedingung werden erneut die staatlich anerkannten Institute ausgegrenzt, die genuin *Tiefenpsychologisch fundierte Psychotherapie* qualifizieren.
5. Nachweis einer zum Zeitpunkt der Bestellung andauernden Dozenten- und Supervisorentätigkeit auf dem Gebiet der *Tiefenpsychologisch fundierten* und *Analytischen Psychotherapie*. Dies bedeutet erneut die Anbindung der *Tiefenpsychologisch fundierten Psychotherapie* an die *Analytische Psychotherapie* (Psychoanalyse).
6. Nachweis einer mindestens dreijährigen Teilnahme an der ambulanten Versorgung auf dem Gebiet der *Tiefenpsychologisch fundierten* und *Analytischen Psychotherapie*. Siehe hierzu die Kritik unter Punkt 5.
7. Nachweis, dass zu Beginn der Gutachtertätigkeit in der Regel kein höheres Lebensalter als 55 Jahre besteht.
8. Für den Bereich der Begutachtung von tiefenpsychologisch fundierter und analytischer Kinder- und Jugendlichentherapie muss die Erfüllung der Kriterien 3 bis 6 jeweils für die *Tiefenpsychologisch fundierte* und *Analytische Psychotherapie* von Kindern und Jugendlichen nachgewiesen werden. Die entsprechenden Kritikpunkte gelten analog.

7 Psychodynamik der Konflikte

Die Welt in ihrer Tiefe verstehen, heißt,
den Widerspruch verstehen.

Friedrich Nietzsche

Die Psychodynamik der Konflikte ist das Kernstück der *Tiefenpsychologisch fundierten Psychotherapie*. Je nach Ausbildung, Fachrichtung, Weltanschauung, praktischer Erfahrung usw. setzen die PsychotherapeutInnen unterschiedliche Akzente. Dasselbe gilt für die wissenschaftliche Literatur zum Thema. Für die weitere Darlegung dessen, was *Tiefenpsychologisch fundierte Psychotherapie* ausmacht, formuliere ich nachfolgende Thesen. Sie sollen als Leitlinien zur Erläuterung dessen dienen, was tiefenpsychologisch fundierte Psychodynamik bedeutet.

- Der pathologische **Grundkonflikt** ist der lebensgeschichtliche Erlebniszusammenhang, aus dem heraus der innere Konflikt resultiert.
- Der pathologische **innere Konflikt** ist die Schwachstelle der Struktur einer Person. Innere Konflikte sind meist unbewusst bzw. unverstanden. Sie sind als Erlebniszusammenhang immer latent vorhanden.
- Im **Aktualkonflikt** manifestiert sich der innere Konflikt anlässlich einer aktuellen Konfliktsituation in krankheitswertigen Störungen.
- **Anlässe der aktuellen Konfliktsituation** sind aktuelle innere und/oder äußere Erlebnisse, wie sie etwa in der Lebensereignisforschung herausgearbeitet wurden. Es handelt sich um Schwellensituationen des Lebens – oder, um es mit Alfred Adler zu sagen, um Aufgaben des Lebens. Es können aber auch mehr oder weniger schwer traumatisierende Erlebnisse sein (Trennungs- und Verlusterlebnisse, Gewalterfahrungen usw.)
- Seelische Krankheit ist eine krankheitswertige Störung der Wahrnehmung, des Verhaltens, der Erlebnisverarbeitung, der sozialen Beziehungen und der Körperfunktionen. Diese Störungen sind der willentlichen Steuerung durch den Patienten nicht mehr oder nur zum Teil zugänglich.
- Krankheitswertige Störungen werden in seelischen und körperlichen Symptomen und in krankheitswertigen Verhaltensweisen erkennbar, denen aktuelle Krisen seelischen Geschehens, aber auch pathologische Veränderungen seelischer Strukturen zugrunde liegen können.
- **Seelische Strukturen** werden verstanden als die lebensge-

schichtlich erworbenen Grundlagen seelischen Geschehens. Dieses ist direkt beobachtbar oder indirekt erschließbar.

Grundkonflikte

Eine mehr oder weniger integrierte Persönlichkeitsstruktur umfasst die Gesamtheit des mehr oder weniger differenzierten inneren Zusammenhangs des Seelenlebens einer Person. Persönlichkeit als innerer Zusammenhang des Seelenlebens differenziert sich im gelingenden Dialog mit den Bezugspersonen (Mutter, Vater, Geschwister, Onkel, Tanten, Nachbarn, Freunde der Familie, Gleichaltrige usw.) der jeweiligen Lebenssituation (frühe Kindheit, Vorschulalter, Schulalter usw.).

Diese Grundsituationen des Lebens sind mehr oder weniger harmonisch, mehr oder weniger konflikthaft. Nach Alfred Adler erlebt jedes Kind Situationen der Ohnmacht und sucht nach Wegen, ihr zu entkommen, sucht einen Ausgleich für seine Abhängigkeit. Es wählt sich ein Ziel der Überlegenheit, von dem es sich Sicherheit und Stärke verspricht. Dabei spielen Vorbilder in der Familie und im kulturellen und sozialen Umfeld eine wichtige Rolle. Gelingt es den Eltern und Erziehern, dem Kind einen produktiven Ausgleich für seine Minderwertigkeitsgefühle zu zeigen, dann wird es sich relativ ruhig entwickeln. Aber nicht immer glückt die produktive Kompensation von Minderwertigkeitsgefühlen, vor allem dann nicht, wenn die Entwicklung des Kindes durch bestimmte Faktoren erschwert wird.

Aber auch ein verwöhnender oder ein autoritärer Erziehungsstil können sich negativ auf die Persönlichkeitsbildung auswirken. Ein Kind, das verwöhnt wird, neigt zu der Auffassung, dass ihm alle Menschen dienstbar sein müssen, dass ihm jeder Wunsch erfüllt werden muss. Eine verwöhnende Erziehung kann Minderwertigkeitsgefühle verstärken, weil dem Kind vieles abgenommen wird und es deswegen nicht ausreichend übt, Schwierigkeiten zu überwinden. Es kann kein Selbstwertgefühl aufbauen, keine Erfolge vorweisen und also auch keine Anerkennung erlangen. Dieses Defizit verleitet das Kind dazu, andere beherrschen zu wollen – zunächst die Mutter, dann die näheren Verwandten, schließlich alle Menschen, die ihm begegnen. Aber auch eine autoritäre Erziehung kann den Aufbau befriedigender zwischenmenschlicher Beziehungen verhindern. Autoritär erzogene Menschen sind eingeschüchtert, sie bewegen sich im Teufelskreis von Macht und Ohnmacht. Aggressive Verhaltensweisen bilden sich heraus – oder es folgt der Rückzug: Resignation, Depression – am Ende Selbstmord. Nachteilig ist auch eine vernachlässigende Erziehung. Kinder brauchen den Zuspruch der Erwachsenen. Bleibt er aus, so ist oft Verwahrlosung die Folge. Wirtschaftliche Missstände, Streitigkeiten zwischen den Eltern, Herrschaftsstrukturen in Familie und Gesellschaft sind weitere Faktoren, die die Entwicklung eines Kindes behindern können – sofern sie ihm nämlich den Eindruck vermitteln, dass die Probleme des Lebens nicht zu bewältigen sind. Fehlt der Mut, sie dennoch zu meistern, dann weicht das Kind auf die Unnützlichkeitsseite des Lebens aus. Süchte, Neurosen, Psychosen, Kriminalität usw. sind die Folge. Die Tendenz, andere Menschen beherrschen zu wollen – und sei es nur der Liebespartner –, fehlt fast nie. Der Nährboden für dieses Herrschaftsstreben ist ein Minderwertigkeitskomplex. Im Minderwertigkeitskomplex verdichten sich Minderwertigkeitsgefühle zu einem Syndrom, das als innerer Konflikt in Kombination mit entsprechenden Anlässen im Aktualkonflikt zu krankheitswertigen Störungen führen kann.

Grundkonflikte sind Teil der strukturbildenden Lebenssituationen. Aus nicht ausreichend integrierten Grundkonflikten resultieren anhaltende innere Konflikte. Andererseits resultiert die Möglichkeit, Fähigkeit und Kompetenz, zugespitzte Grundkonflikte zu integrieren, aus dem jeweiligen strukturellen Integrationsniveau der betroffenen Person und ihrer Bezugspersonen.

Krankheitswertige Grundkonflikte sind strukturelle Defizite, die unter anderem in der Folge von Makrotraumen oder sequentiellen Mikrotraumatisierungen und schweren Beziehungsbeeinträchtigungen entstehen. Als innere Konflikte dauern diese Defizite fort.

Grundkonflikt und daraus entstehende innere Konflikte sind für sich noch keineswegs pathologisch. Grundkonflikte sind für alle Menschen bedeutsam. Erst durch gravierende mikro- oder makrotraumatisierende Erlebnisse werden wir in zugespitzte Konflikte hineingedrängt bzw. hineingestoßen, so dass wir auf Dauer um eine Integration dieser Erlebnisse ringen müssen. Durch mehr oder weniger taugliche Modi der Konfliktverarbeitung versuchen wir, uns in diesen Situationen – meist unbewusst – an den eigenen Haaren aus dem Sumpf unseres übermäßig konflikthaften psychophysischen Milieus zu ziehen.

In der *Tiefenpsychologisch fundierten Psychotherapie* suchen wir nach unbewussten inneren Konflikten, die psychodynamisch wirksam werden. Krankheitswertige Störungen (Symptome) sind (meist unbewusste) Modi der Konfliktverarbeitung. Sie können als Verarbeitungs- und Kommunikationsversuche nicht integrierter innerer Konflikte verstanden werden. Der Charakter eines Menschen ist die Summe seiner mehr oder weniger lebenstauglichen Modi der Verarbeitung seiner (unbewussten) Konflikte. Das Scheitern der Integration zentraler Grundkonflikte kann sich prinzipiell aus jeder Lebensphase ergeben.

Operationalisierte psychodynamische Diagnostik – OPD

Bei der Operationalisierten psychodynamischen Diagnostik – OPD handelt es sich um ein seit 1992 im deutschsprachigen Raum von psychotherapeutischen Klinikern und Forschern erstelltes System der Diagnostik im Bereich der Psychodynamischen Psychotherapie. Die Urheber dieses Diagnoseinstruments legen Wert auf die Feststellung, dass die Komplexität des Feldes und der dynamische Charakter vieler diagnostischer Kriterien eine Verabsolutierung der diagnostischen Kategorien verbieten. Sie betonen, **dass ein diagnostisches System im Bereich der Psychotherapie das Verständnis der individuellen Biografie sowie das Erleben der je individuellen therapeutischen Beziehung nicht ersetzen kann.**

Anhand von sechs Beurteilungsebenen wird erschlossen, ob

ein Patient jeweils ein hoch integriertes oder ein mäßig bzw. gering integriertes Strukturniveau aufweist. Je höher das Niveau der Integration ist, umso stabiler bzw. gesünder ist eine Person. Integriert ist eine Person in dem Maße, wie sie ganzheitlich ihre leiblich-seelisch-geistigen Fähigkeiten ausbildet. Ein Kriterium für Integration ist auch der Grad der Souveränität und Flexibilität im Umgang mit sich, mit den anderen und mit den Realitäten des Lebens (Realitätsprinzip).

Ein Patient, der ohne wesentliche Beeinträchtigung der Beziehungs- oder Arbeitsfähigkeit im Rahmen einer akuten konflikthaften Belastung kurz- oder mittelfristig krankheitswertige Störungen (Ängste, Zwangssymptome, depressive Symptome usw.) zeigt, wird in den meisten Bereichen eine hoch integrierte Persönlichkeitsstruktur aufweisen.

Ein mittleres Integrationsniveau zeigen PatientInnen, die Alfred Adler als »nervöse Charaktere« beschrieben hatte; es handelt sich um Personen mit lebenslangen Entwicklungsbehinderungen (Einengungen) und chronischer Selbstwertproblematik.

PatientInnen mit Borderlinestörungen oder schweren narzisstischen Persönlichkeitsstörungen deuten auf ein gering integriertes Niveau hin.

Ein viertes, desintegriertes Niveau ist der Einstufung von präpsychotischen und psychotischen Patienten vorbehalten.

Beispiele für zentrale innere Konflikte

Abhängigkeit versus Autonomie

Eine Patientin kommt selbstmotiviert in meine Praxis; sie leidet an ihrer ausgeprägten Psoriasis (Handinnenflächen, Genitalbereich, Pofalte), an Harninkontinenz und erhöhtem Augeninnendruck; sie berichtet von ihrer »Beziehungsproblematik mit Männern«, ihren Sexualstörungen, ihren starken Ohnmachtsgefühlen und Wutanfällen.

Die Patientin wirkt unsicher, sie weint schnell. Sie vermittelt innere Unruhe, spricht über mangelndes Selbstvertrauen und Selbstwertgefühl.

Die Patientin wurde als älteste von vier Töchtern geboren. Der Großvater mütterlicherseits (Inhaber eines Erbhofes in Niederbayern) war gegen die Verbindung der Eltern, da der Vater (gelernter Landwirt) mittelloser Flüchtling aus Schlesien war. Die Patientin beschreibt sich als zuweilen dickköpfiges und eigenwilliges Kind: »Ich bekam dann einen Klaps auf den Po und wurde mitunter auf offener Straße stehen gelassen ... ›Mit Dir will keiner zu tun haben‹, kommentierte meine Mutter die Situation ...«

Die Patientin beschreibt ihre Mutter als »garstig und aggressiv«; sie habe den »bösen Blick« der Mutter immer gefürchtet und in ihrer Nähe immer den Atem angehalten; die Patientin erlebte sich in der Mutterbeziehung verkrampft.

Der Vater »habe seinen Mann nicht gestanden«, sei oft krank gewesen (ein dramatisches Ekzem am Handballen) und habe viel getrunken. Die Patientin deutet an, dass ihr Vater sie sexuell missbraucht habe. Patientin fühlt sich von ihrem Vater ungerecht behandelt und ist »sehr wütend auf ihn«.

Die Patientin wuchs auf dem Hof des Großvaters auf, der Vater arbeitete in einer Kartoffelzuchtfirma. Patientin war 13 Jahre alt, als die nächstfolgende Schwester (Liebling des Großvaters) bei einem Reitunfall tödlich verunglückte. Die Patientin »rückte in diese Position auf«. Der Großvater änderte das Testament: »Ich sollte jetzt Haupterbin des Hofes werden.« Der Großvater starb ein Jahr später.

Die Patientin erlebte sich in der Pubertät »jungenhaft«; sie hatte viel Kontakt zu Pferden. Nach dem Besuch der Dorfschule wechselte sie ins Gymnasium. Die Patientin machte Abitur, studierte für das Lehramt und ging anschließend in den Schuldienst.

Die Patientin hat »nie wirklich mit einem Mann zusammengelebt« und das, »obwohl ich mir das alles doch so sehr gewünscht habe«. Patientin hat »viele Männer kennen gelernt«, »sich auch sehr oft verliebt« und »sehr häufig die Beziehungen abgebrochen, bevor sie überhaupt richtig entstehen konnten«. Aktuell lebt die Patientin (bei getrennten Wohnungen) in einer Beziehung mit einem Mann, für den sie allerdings keine wirklich tiefen Gefühle empfinden kann.

Als die Patientin volljährig wurde und ihre großväterliche Erbschaft antrat, verkaufte sie diese umgehend den Eltern auf deren Drängen »für einen Apfel und ein Ei«. Der Vater veräußerte den Hof umgehend und kaufte sich eine Spedition, mit der er wenig später in Konkurs ging. Der Vater ist vor zehn Jahren gestorben.

Aktuell erneuern sich Familienstreitigkeiten mit den beiden Schwestern und der Mutter wegen Erbschaftsangelegenheiten. Die Patientin fühlt sich erneut ungerecht behandelt und betrogen.

<u>Diagnose</u>: Psychische Faktoren und Verhaltensfaktoren bei Dermatitis und Ekzem, bei selbstunsicher-abhängiger Struktur, mittelgradig integriert.

<u>Aktuell auslösende Konfliktsituation</u> für die krankheitswertigen seelischen Störungen sind – vor dem Hintergrund emotionaler Frustration im Liebesleben – retraumatisierende Erbschaftsstreitigkeiten in der Familie.

<u>Grundkonflikt</u>: Aus der beschriebenen Kindheitssituation resultiert eine mangelnde Verinnerlichung guter Beziehungserlebnisse zur Ausgestaltung eines stabilen, autonomen Selbst. Stattdessen ist die Verinnerlichung von Mutter und Vater als Aggressoren wirksam. Die Wendung von Aggressionen gegen das eigene Selbst geht einher mit einer kompensatorischen Überhöhung von Leistungsmaßstäben. Wirksam ist eine strenge, überfordernde, unnachgiebige Pflichtorientierung. Damit verbunden ist eine ständige Abhängigkeit von äußeren – Liebe und Anerkennung spendenden – Bezugspersonen.

<u>Innerer Konflikt</u>: Aus diesem Grundkonflikt erwächst ein anhaltender innerer Autonomie-Abhängigkeits-Konflikt. Aus ihrem zentralen inneren Konflikt heraus reagiert sie einerseits im aktiven (lieb und tüchtig sein) und andererseits im passiven, somatisierenden Modus der Konfliktverarbeitung. Idealisierung, Verdrängung und Somatisierung wirken als Abwehrmechanismen. Die Patientin kämpft immer »bis zum Umfallen« um die Bewältigung der an sie herangetragenen Belastungen, d.h. um die Anerkennung ihrer Bezugspersonen (insbesondere der Familienmitglieder). Ihre Autonomiebestrebungen und »egoistischen« Selbstbehauptungsimpulse phantasierte die Patientin als drohenden Selbstverlust (= Trennung von den Sicherheit spen-

denden Bezugspersonen) wahr. Die mangelnde Autonomieentwicklung, die kaum gelebten eigenen Bedürfnisse und die wenig ausgeprägte Ichstärke halten die Klientin ständig in einer selbstunsicheren Konfliktspannung.

In der aktuellen Konfliktsituation spitzt sich die innere Bedrängnis der Patientin erneut zu. Sie dekompensiert in den passiven Modus der Konfliktverarbeitung und reagiert mit der Verschiebung ihrer Selbstverlustangst auf körperliche Symptome. Die Symptome sind frühsymbolisches Äquivalent einer Emotion als Reaktion auf eine Mangelerfahrung und wirken als Versuch, im Organdialekt zu kommunizieren.

Tiefenpsychologisch fundierte Psychotherapie: In 50 Einzelsitzungen konnte die Autonomie der Patientin gestärkt werden. Im dialogischen Setting der *Tiefenpsychologisch fundierten Psychotherapie* konnten der Patientin emotional korrigierende Erfahrungen erschlossen werden. Fokussiert wurde die Klärung ihrer Autonomie-Abhängigkeits-Konflikte. Konkret inhaltlich wurde eine bewusstere und autonomere Klärung ihrer Familienkonflikte (Beziehung zu Mutter und Schwestern) erarbeitet. Im Kontakt zum männlichen Psychotherapeuten konnte sie sich zudem eine selbstsicherere Position im Verhältnis zu einer männlichen Bezugsperson erschließen. Die Patientin kann heute selbstbewusst ihre eigenen Bedürfnisse anmelden. Sie hat gelernt, ihren eigenen Bedürfnissen entsprechend Grenzen in der Kommunikation mit ihren Bezugspersonen zu setzen. Ihre körperlichen Symptome kann sie inzwischen als »Mitarbeiter« und »Hinweisgeber« auf aktuell wirksame Konflikte für eine bewusstere Lebensgestaltung nutzen.

Unterwerfung versus Kontrolle

Der Patient, 55 Jahre alt, berichtet von Schlaflosigkeit und starker innerer Unruhe, von Zwängen, Zittern und Ängsten, von Ohrengeräuschen, Müdigkeit, Hautjucken und Wutanfällen, von Schweißausbrüchen und teilweiser Unfähigkeit zu arbeiten. Der Patient will – vor allem infolge der Konflikte mit der aktuellen Partnerin – vermeiden lernen, sich »so betroffen bzw. angegrif-

fen zu fühlen, dass ich mich gleich aufrege und wütend werde«.
Der Patient will seine depressiven Stimmungen und seine psychosomatischen Beschwerden besser verstehen lernen.

Diagnose: mittelgradige depressive Episode mit somatischem Syndrom bei gering bis mittel integrierter emotional instabiler Struktur.

Die Mutter war Fürsorgerin und Hausfrau. »Sie war immer da, viel stärker als mein Vater.« Der Patient erlebte seine Mutter überfürsorglich (Mutter: »Ich meine es doch nur gut mit dir«), reglementierend und dominant. Der Patient hat dies nochmals »ganz deutlich bei der Erziehung meines eigenen Sohnes gemerkt, wo sie versuchte, es zu wiederholen« (Mutter: »Diesen neuen Rucksack kannst du nicht auf die Reise mitnehmen, er wird nur schmutzig werden«).

Der Vater war, wie auch der Groß- und Urgroßvater, selbstständiger Kaufmann. Die eigene Handelsfirma hat er bis zu ihrem Verkauf in den 80er Jahren selbst geleitet. »Er war ruhig, hat immer viel gearbeitet. War aber nie richtig ansprechbar. Ich habe die Beziehung damals als normal empfunden. Später hat mir doch so etwas wie ein Mentor für meine Lebens- und Berufsvorbereitung gefehlt.«

Der Patient war als Kind »viel krank«. Nach der Schule wartete die Mutter bereits mit dem Essen. Der Patient musste schnell nach der Schule nach Hause kommen. Während »ich mit dem Mund aß, mussten meine Ohren ihre Worte ›essen‹, was alles an diesem Tag schon passiert war – meist mit wenig Freude verbunden«.

Die Eltern sind seit 1950 verheiratet. Die Ehe hielt »auch in allen schweren Zeiten« bis heute. »Ich habe eine Umarmung meiner Eltern nie wahrgenommen.«

Die Schulzeit war überwiegend streng und arbeitsam. Nach der Grundschule besuchte der Patient ein Gymnasium der Jesuiten. Der Patient erinnert sich, weniger Freunde als andere gehabt zu haben. »Zu Cliquen gehörte ich nicht.« Der Patient war eher ein braver, fleißiger Schüler. Die Noten waren gut. »In Sport war ich in der Jugendzeit grottenschlecht – wohl zu viel behütet.« Die gesamte Jugendzeit war der Patient in einer katholischen Jugendgruppe. »Gelesen habe ich viel und war viele Stunden in

Gedanken und Träumen über das Gelesene.« Der Patient phantasierte sich in eigene »kleine heimliche Welten«. Die Lektüre handelte von Indianern und Science-Fiction.

Nach dem Abitur studierte er Betriebswirtschaft. Anschließend arbeitete er in der freien Wirtschaft und trat Ende der 80er Jahre in den öffentlichen Dienst ein, wo er bis heute in leitender Position tätig ist.

Mit 18 Jahren »lernte ich durch einen Krankenhausaufenthalt eine koreanische Krankenschwester kennen. Ich war fasziniert von dieser anderen Welt, die weit genug von der Welt meines Elternhauses entfernt war.« Aus der Ehe mit dieser Frau stammt der jetzt 20-jährige Sohn. Vor zehn Jahren erfolgte die Scheidung nach häufigen und heftigen Streitigkeiten.

Die Beziehung des Patienten zu seiner jetzigen Partnerin ist erneut sehr konflikthaft. Nach anfänglich großer Euphorie (»Was diese Frau für viele verschiedene interessante Seiten hat, sie ist die Richtige!«) überwiegt jetzt seit längerem schon »ein nüchternerer Blick aufeinander«. »Ich verursache bei ihr so schnell Gefühle, zurückgewiesen und entwertet zu werden.« Die Partnerin will »sehr viel mit mir machen/erleben, ich brauche Raum für meine eigenen Bedürfnisse«. Der Patient leidet an den immer häufiger werdenden Streits (»die so zerstörerisch sind und Liebe und Zeit fressen«).

Aktualkonflikt: Auslöser für die aktuelle Symptomatik sind die immer stärker werdenden Konflikte in der Partnerschaft (Beziehung besteht seit über einem Jahr).

Grundkonflikt: Aus einer ambivalenten Mutterbeziehung (kontrollierende Überversorgung bei kaum wirklich liebender Zuwendung) resultierten Mangelerfahrungen hinsichtlich der Bedürfnisse nach stabilem Urvertrauen und ichstärkender Ermutigung. Der neben der Mutter eher abwesende Vater wurde idealisiert. Strukturell wurde die Persönlichkeit des Patienten vor allem durch die deprimierende Lieblosigkeit im Verhältnis zur Mutter geprägt: Sachlichkeit statt Zärtlichkeit; Leiten statt Lieben; Sekundärfähigkeiten (Sparsamkeit, Pünktlichkeit, Sauberkeit, Ordnung) statt Primärfähigkeiten (Vertrauen, Zeit, Geduld, Liebe). Aus diesen konflikthaften Grunderfahrungen resultiert die Ambivalenz zwischen dem Bedürfnis nach Freiheit und Bindung.

Innerer Konflikt: Aus dem Grundkonflikt resultiert ein Unterwerfungs-Kontrolle-Konflikt. Der Patient kompensierte seine Mangelerfahrungen durch Selbstverleugnung und durch Anerkennung suchende Leistungsbereitschaft (aktiver Modus der Konfliktbewältigung). Die Wendung von Aggressionen gegen das eigene Selbst korrespondiert mit überhöhten, rigiden Über-Ich-Anteilen.

Aktueller Modus der Konfliktverarbeitung: Die Bedürfnisse nach Nähe, Bindung und Versorgtwerden der neuen Lebensgefährtin brachten den Patienten in eine für ihn ausweglose innere Konfliktsituation. Angesichts der inneren Aggressivität (Wut) und des anhaltenden ungelösten und nicht integrierten Unterwerfungs-Kontrolle-Konflikts dekompensiert Patient depressiv und somatisiert. Focussiert wurde in der 50 Sitzungen dauernden Langzeittherapie die Beziehungskrise, um in diesem Kontext dem Patienten seine emotionalen Bedürfnisse und seine innere Konfliktthematik bewusst zu machen. Im geschützten Raum einer dialogischen psychotherapeutischen Beziehung konnte dem Patienten eine emotionale Nachreifung ermöglicht werden. Die kontrollierende Mutterbeziehung und rigide Über-Ich-Anforderungen wurden bewusst durchgearbeitet. Wahrnehmungsverzerrungen hinsichtlich der mitunter sehr kontrollierend erlebten neuen Frau wurden als Projektionen aufgelöst und integriert. In heftigen Krisensituationen konnte im Beisein der Partnerin der Modus des liebenden Miteinanders als alternatives Beziehungsmuster zum »Urkonzept der kontrollierenden Mutter« aufgezeigt werden.

Versorgung versus Autarkie

Die Patientin kommt wegen ihrer Bauchbeschwerden in die Praxis. Die Körpermediziner würden keine Ursache finden können; sie selbst habe die Vermutung, dass es sich um psychosomatische Beschwerden handle.

Die Patientin wurde wenige Wochen nach ihrer Geburt in die Kinderkrippe gegeben, anschließend im Kindergarten und im Heim großgezogen. Die Eltern, zu denen sie bis heute Kontakt hat, haben immer viel gearbeitet. Der pathologische <u>Grundkonflikt</u> der Patientin resultiert aus einem Mangelsyndrom hinsichtlich stabiler emotionaler Versorgung. Früh musste sie sich autark organisieren, ohne je ausreichend stabile Beziehungserfahrungen gemacht zu haben. Aus diesem Minderwertigkeitskomplex resultiert ihr <u>innerer Autarkie-Versorgungs-Konflikt</u>.

Erstmals erlebt habe sie die aktuellen Beschwerden, als sie sich wegen der festgefahrenen Situation von ihrem geliebten Mann trennte. Bei ihm habe sie zunächst viel von dem an Liebe bekommen, was ihr im Leben bisher versagt geblieben war. Doch dann habe er sich nur noch zurückgezogen. Er sei depressiv.

Die <u>aktuelle Konfliktsituation</u> mit dem beruflich frustrierten Mann lässt die innere Konfliktthematik der Patientin übermächtig werden. In und mit ihren psychosomatischen Symptomen bringt sie diese Konfliktlage zum Ausdruck.

Die Patientin ist in der Lage, sich über den Kontakt zum Psychotherapeuten Hilfe zu holen. In der 25 Stunden dauernden <u>Kurzzeittherapie</u> kann das aktuelle Beziehungsgeschehen aufgeklärt werden. Die Trennung wurde von der Patientin und ihrem Mann als Beziehungskrise eingeordnet. Während seiner Anwesenheit während einer der Sitzungen wurde deutlich, dass auch der Mann an einer Entwicklung der Beziehung sehr interessiert ist. Er folgte meiner Empfehlung und begann bei einem Kollegen ebenfalls eine Psychotherapie.

Inzwischen erlebt sich die Patientin in der liebenden Kommunikation mit ihrem Mann befreiter. Es gelingt den beiden immer besser, ihre jeweiligen Bedürfnisse wahrzunehmen und mitzuteilen. Ihre Konfliktthematik und ihre psychosomatischen Beschwerden hat die Patientin inzwischen beachtlich integriert. Symptome versteht sie als Hinweise auf Bedürfniskonflikte, die sie immer bewusster kommunizieren kann.

Selbstwertkonflikte

Der Patient klagt über Antriebslosigkeit; er hat Schwierigkeiten, morgens aufzuwachen und aufzustehen; er spricht von seinen Arbeitsstörungen; er hat Schwierigkeiten, sich für Prüfungen anzumelden; sein Zeitgefühl sei gestört: »Ich habe kein natürliches Gefühl für den Tagesrhythmus.« Nachts würde er mit den Zähnen knirschen; er berichtet von Kniebeschwerden; Hautausschläge seien ein Problem; ständige Grübeleien würden ihn zermürben.

Diagnose: mittelgradige depressive Episode mit somatischem Syndrom bei gering integrierter ängstlich-selbstunsicherer Struktur.

Der innere Selbstwertkonflikt des Patienten resultiert aus einer lebensgeschichtlich tief verankerten emotionalen Selbstunsicherheit. In seiner Kindheit fühlte sich der Patient von seiner Mutter nicht angenommen, sondern abgelehnt. Die Mutter war zunächst allein erziehend und berufstätig. Den leiblichen Vater hat der Patient nie kennen gelernt. Die Mutter gab den Sohn viel zu unterschiedlichen Personen (»Leihmütter/Tagesmütter«) in Betreuung. Versprechungen, dass alles besser werde, wenn eine neue Familie gegründet sei, wurden nicht eingelöst, im Gegenteil: alles wurde schlimmer. Der Stiefvater, ein herrischer Charakter, missbrauchte den Klienten psychisch für seine Dominanzbedürfnisse; hielt stundenlang »erzieherische Reden – moralische Monologe, mitunter fünf, sechs Stunden lang«. »Ich durfte keine Fehler machen, manchmal wurde ich geschlagen, regelmäßig beschimpft«. Der Patient fühlte sich als »Ofenhund«, der »irgendwo geduldet«, nicht aber als »gewünschtes Kind« geliebt wurde.

Die frühe Erfahrung einer in ihrer Zuwendung unberechenbaren und widersprüchlichen Mutter erlaubte es dem Patienten nicht, ein stabiles Urvertrauen und Selbstwertgefühl aufzubauen. In diese bereits strukturell mittel integrierte Kindheitssituation wirkte als weiterer Störfaktor der aggressive Stiefvater hinein. Dieser gab dem Patienten keine Gelegenheit, auf der männlichen Linie ein solides Selbstwertgefühl auszubilden – im Gegenteil: dessen herrische Art bewirkte in der Grundschulzeit eine noch geringere Integration des Patienten. In der Schule konnte sich der Patient nie gut in die Schulklasse integrieren. Es kam zu Prügeleien. Zu Hause hatte er nicht lernen können, wie man sich in Gruppen sinnvoll integriert. Immerhin gelang es ihm, eine Lehre zu beenden und über den zweiten Bildungsweg das Abitur abzuschließen.

Aktuelle Anforderungssituationen (Studienabschluss, Geldverdienen, Frauen) lassen ihn regelmäßig ängstlich in depressive Reaktionen abgleiten. Das Realitätsprinzip wird aus der inneren Konfliktsituation heraus als herrisch-überfordernd erlebt. Der Patient hat größte Schwierigkeiten, Aufgaben erfolgreich abzuschließen. Durch eine »enttäuschende Liebesbeziehung« schwer verunsichert, hatte der Patient auch keine Kraft mehr, sein Studium abzuschließen. Er fing an, bei Freunden im Rechtsanwaltsbüro zu arbeiten. Diese Freunde hatten erfolgreich ihr Jurastudium abgeschlossen; der Patient war lediglich Bürohilfsarbeiter: »Alleine zu Hause sein konnte ich nicht, weil ich mich sofort unwohl fühlte, depressiv war und grübelte«. »Deswegen blieb ich den ganzen Tag auf Arbeit – teilweise bis nachts, um nicht nach Hause gehen zu müssen, um nicht mit meiner Situation konfrontiert zu werden.« Nebenher versuchte der Klient, sein Studium weiterzuführen; er besuchte Vorlesungen, vergaß und versäumte bei weiteren Anläufen Prüfungstermine und Anmeldefristen, schlief nächtelang nicht, badete in Angstschweiß.

Eine sachlich-ruhige Herangehensweise an anstehende Aufgaben des Lebens konnte sich der Patient über die emotional korrigierenden Erfahrungen in der 80 Stunden umfassenden <u>tiefenpsychologisch fundierten Langzeittherapie</u> erschließen. Fokussiert wurde die Klärung der beruflichen Situation. Hierzu gehörte die Ablösung vom gescheiterten Studienprojekt, die Neubewertung des Lehrberufs und die Ordnung der persönlichen Ökonomie. In den Einzelgesprächen fand er gut, »jetzt einen Mann als Gesprächpartner zu haben – von Mann zu Mann über alles ruhig sprechen zu können«. In den tiefenpsychologisch fundierten Einzelsitzungen ist es dem Patienten gelungen, sich seine Psychodynamik bewusst zu machen. Aktuelle Konfliktsituationen (Geldverdienen, berufliche Anforderungen, Liebesgefühle für Frauen) kann er jetzt besser vor dem Hintergrund dieser Psychodynamik reflektieren. Statt durch eine wichtige männliche Bezugsperson andauernd verunsichert zu werden (Stiefvater), gelang es, in der Durcharbeitung der Übertragungsbeziehung die Erfahrung eines soliden, sachlichen und konstruktiven Miteinanders zu ermöglichen. Seine alten, ängstlich-depressiven, affektgeladenen (Wut, Ärger, Angst, Misstrauen) Reaktionsweisen haben einem neuen Selbstvertrauen Platz gemacht.

Über-Ich und Schuldkonflikte

Die Patientin kommt wegen der zugespitzten Konfliktsituation in der Beziehung zur altersdementen Mutter, in der Ehe und in der Firma ihres Mannes zu probatorischen Sitzungen in die Praxis. Sie klagt über Übelkeit, Verdauungsbeschwerden, Schlafstörungen, Hautprobleme (Juckreiz, Rötung, Schuppung), Schweißausbrüche, Konzentrationsstörungen, Herz- und Gelenkschmerzen. Sie wisse »nicht mehr ein und aus«. Mit ihrem Mann sei »nicht reden«. Es drohten »schwere Verluste«, »Konkurs?«. Ihr Mann »rede nicht« mit ihr, sei oft »sehr lieblos«; wenn er auf sie reagiere, beschimpfe er sie. Die Patientin ist eine kleinere, bescheidene und höfliche Person. Sie trägt in der Regel ein Kostüm. Sie wirkt selbstunsicher, depressiv, gehemmt, ängstlich, hilflos. Aggressivität und Zärtlichkeitsbedürfnisse werden verdrängt. Sie ist teils misstrauisch, teils kooperationswillig.

Die Patientin wurde 1945 geboren. Die Mutter hatte keine Berufsausbildung, hat aber »trotzdem immer gearbeitet«. Die Patientin, die Einzelkind ist, erlebte ihre Mutter als »kühle und verbitterte Frau«. Sie konnte »keinen Widerspruch ertragen«. Die Patientin fühlte sich von ihrer Mutter »terrorisiert«. »Kurz vor ihrem Tod hat sie zugegeben, dass sie mich gehasst hat.« Die Mutter starb vor zwei Jahren einundachtzigjährig. Der Vater war von Beruf Kraftfahrer. »Als er aus der Gefangenschaft kam, musste ich mich erst an ihn gewöhnen.« Es entwickelte sich dann eine stabile, »gute« Beziehung. »Er lebte nur für seine Familie.« Vater hatte Herzprobleme und starb siebzigjährig. In der Ehe sei die Mutter »sehr dominant« gewesen, der Vater habe versucht »auszugleichen«. Die Patientin erinnert, dass sie bei der Einschulung Angst gehabt und geweint habe. Die Patientin lernte als Hauswirtschafterin, war als Beiköchin tätig. Mit 21 Jahren verließ sie das Elternhaus. Sie wechselte in den mittleren Dienst einer Behörde. Der spätere Ehemann war die erste und bisher einzige sexuelle Beziehung. 1974 gebar sie einen Sohn. Seit 1983 war sie im Betrieb des Ehemannes tätig.

Die Beziehung zu ihrem Mann erlebt die Patientin zunehmend belastend, sie hat »kein Vertrauen mehr« (der Ehemann hat für geschäftliche Zwecke Unterschrift der Patientin gefälscht), sieht

»keine Gemeinsamkeiten mehr«. Vor drei Jahren wurde der Betrieb geschlossen. Seither anhaltend gravierende Differenzen mit dem Ehemann.

<u>Diagnose:</u> rezidivierende depressive Störungen, gegenwärtig mittelgradige Episode mit somatischem Syndrom bei mittelgradig integrierter, ängstlich-abhängiger Struktur.

<u>Auslösende Konfliktsituation</u> für die aktuellen Störungen der Patientin waren vor dem Hintergrund einer zunehmenden Hilf- und Hoffnungslosigkeit und sozialen Isolierung die anhaltenden Überforderungen in der Beziehung zur Mutter und zum Ehemann.

<u>Grundkonflikt</u>: Am Ende des Zweiten Weltkrieges geboren, wuchs die Patientin in einer lieblosen Stimmung des Überlebenskampfes auf. Neben dem passiven Aufbau von Hemmungen und Ängsten zeigt Patientin aktiv vor allem den leistungsorientierten Modus der Konfliktverarbeitung. Die unreflektiert verinnerlichten Über-Ich-Anforderungen der leistungsorientierten Familienatmosphäre verhinderten die Entwicklung solide integrierter Persönlichkeitsstrukturen. Die Wendung von Aggressionen gegen das eigene Selbst korrespondiert mit überhöhten Leistungsanforderungen, um auf diesem Wege Anerkennung zu finden – nützlich zu sein.

<u>Innerer Konflikt</u>: Die Unfähigkeit, eigene Bedürfnisse wahrzunehmen, zeigt sich in den massiven Schuldgefühlen, unter denen die Patientin leidet, sobald sie ihre Mutter oder ihren Ehemann in Frage stellt. In ihrem Pflichtbewusstsein ist sie rigide an die Postulate ihres autoritär strukturierten Über-Ichs (Gewissen) gebunden.

<u>Aktuelle Modi der Konfliktbewältigung</u>: Mikrotraumatisierende Frustrationen der letzten Jahre im Zusammenhang der altersdementen Mutter und der aggressiven Lieblosigkeiten des Ehemannes und der anhaltenden Überforderungssituation im Familienbetrieb manövrierten die Patientin in eine ausweglose Situation, was zu depressiven Dekompensationen führte. Die Patientin reagiert in sich verschärfenden Konfliktsituationen im psychosomatischen Modus: Rückkehr zur Körpersprache, weil die inneren Konflikte und Affekte die emotionale und psychosoziale Verarbeitung überfordern.

Behandlungsverlauf in der *Tiefenpsychologisch fundierten Psychotherapie*: Die Patientin hat zunächst Schwierigkeiten, eine Psychotherapie für sich als Hilfeleistung in Anspruch zu nehmen. Die Patientin folgt ihrem Stärkeideal, alle Probleme alleine meistern zu wollen, bei gleichzeitig generalisiertem Misstrauen ihrer Umwelt gegenüber. Aus ihrem »Überlebenskampf« heraus (Abwicklung des Betriebes) begann die Patientin dann doch mit ersten Gesprächen. Die Patientin konnte zunächst niederfrequent psychisch stabilisiert werden. Nach Abwicklung des Betriebes zeigte die Patientin vermehrt Symptome einer Erschöpfungsdepression. Nach und nach gelang es der Patientin durch die Psychotherapie, die eigene Psychodynamik zu verstehen und ihre Abwehrmechanismen zu durchschauen. Gute Selbstanteile (Salutogenese) gewannen an Gewicht, aggressive Potenziale wurden bewusster in die Lebensgestaltung integriert. Fokussiert wurde die konstruktive Bewältigung der aktuellen Herausforderung im Zusammenhang der Konflikte mit dem Ehemann. Die Patientin lernte während der 50 Sitzungen zunehmend, eigene Bedürfnisse wahrzunehmen und zu leben. In der Beziehung zum Ehemann regelt sie jetzt ihre Nähe-Distanz-Bedürfnisse deutlich selbstbewusster. Schuldgefühle, die sich im Zusammenhang ihrer selbstständigeren Lebensgestaltung regelmäßig einstellten, lernte sie als Hinweise auf ihre Bedürfnisse, Expansionshemmungen und selbstverleugnenden Tendenzen neu zu bewerten.

Ödipal-sexueller Konflikt

Der Patient kommt über eine Kollegin in meine Praxis, die ihm einen männlichen Psychotherapeuten empfohlen hatte. Der Patient hatte wegen seiner »heftigen Ängste« die psychotherapeutische Praxis der Kollegin aufgesucht. Er berichtet von Schwindelgefühlen, Schlaflosigkeit (Ein- und Durchschlafstörungen) und immer wieder von seinen panischen Existenzängsten. Er spricht von seiner »Herzinfarktangst«. Er habe stets die Befürchtung, er könne einen schweren Fehler machen. Der Patient ist eine kleine, gepflegte Person. Bei der Begrüßung wirkt er verlegen und ängstlich, unsicher, tendenziell geschäftsmäßig dominant. Gleichzeitig zeigt er ein für den therapeutischen Prozess hilfreiches Mitteilungsbedürfnis. Der Patient baut eine positive Übertragungsbeziehung auf, bleibt dabei aber stets distanziert und kontrolliert. In der Gegenübertragung stellt sich meinerseits das Gefühl ein, »dass diesem kleinen Jungen doch zu helfen sein müsste«.

Der Patient wuchs als Einzelkind in wohlbehüteter Situation auf. Die Mutter war Hausfrau. Die Beziehung zu ihr war »äußerst eng« und »sehr gefühlvoll«. Der Patient erinnert sich, bis zum zehnten Lebensjahr Stunden alleine in der Mansarde gespielt zu haben. Immer sei er etwas ängstlich gewesen. Den Vater (Koch, Kellner, Gastronom, Clubchef) erlebte der Patient als »distanziert« und »gerade heraus«. Er war fast nie zu Hause. Der Großvater väterlicherseits war Richter. Auch er war wenig erlebbar gewesen. Die Ehe der Eltern war »nicht gut«. Es gab ständig Konflikte wegen der Nachtarbeit des Vaters. Die Mutter war oft unzufrieden.

Der Patient fühlte sich zeitlebens als »kleiner Junge«, hatte oft Angst – bis heute. Die schulischen Leistungen waren »schlecht« – »aber ich war eine Sportskanone«. Der Patient studierte Rechtswissenschaften und arbeitet bis heute als Justiziar und stellvertretender Geschäftsführer.

Die »erste Liebe« war eine Beziehung über vier Jahre, es folgte eine Ehe über sieben Jahre und dann, nach Jahren als Single, eine neunjährige Beziehung, die ebenfalls »scheiterte«. Heute ist der Patient geschieden und lebt allein. Die Tochter aus der Ehe ist 21 Jahre alt; der Kontakt zur Exfrau hält zu Beginn der Psychotherapie – ohne Sexualität – sehr intensiv an. Sie sehen sich mehrmals die Woche und telefonieren jeden Tag.

Letztes Jahr habe der Patient seinen Jaguar (früher fuhr er auch Rennen zusammen mit anderen Autoliebhabern) verkaufen müssen. Nachdem er Geld an der Börse verloren habe, gingen jetzt auch die Geschäfte schlecht. Statt Neukunden zu gewinnen und Umsätze zu machen, sieht er sich neuerdings mit Regressansprüchen von Kunden konfrontiert, die diese auch teilweise durchgesetzt haben.

<u>Auslösende Konfliktsituation</u> für die zunehmenden Angststörungen ist die bedrängende berufliche und finanzielle Situation, wie sie sich im letzten Jahr zugespitzt hat.

Diagnose: Panikstörung bei mittel integrierter selbstunsicher-zwanghafter Persönlichkeitsstruktur.

Grundkonflikt: Prägend für die Charakterbildung des Patienten war die enge, dominante Mutterbeziehung. Als Kind war er Ersatz des Ehemannes. Durch die Überfürsorglichkeit der Mutter und die emotionale und tatsächliche Abwesenheit des Vaters wurde der Patient in seiner selbstständigen Entwicklung deutlich behindert. Patient leidet bis heute an der mangelnden Ablösung von der Mutter und der nicht geglückten Beziehungsaufnahme zum Vater und über ihn hinaus in die soziale Wirklichkeit hinein.

Innerer Konflikt: Aus dieser unzureichend entwickelten Beziehungssituation resultiert ein Ödipuskomplex. Kompensatorisch entwickelte der Patient eine verstärkte Leistungsbereitschaft (aktiver Modus) – zunächst im Sport, später im Beruf – kombiniert mit einem unreifen Dominanzbedürfnis.

Aktueller Modus der Konfliktbewältigung: Angesichts der erschwerten beruflichen Probleme scheitert der aktive Modus der Konfliktverarbeitung. Der Patient dekompensiert in massiven Angststörungen (passiver Modus der Konfliktverarbeitung). Eingebunden in den Wiederholungszwang seiner ungelösten Mutterbindung, ist der Patient nicht in der Lage, die aktuelle Lebenssituation selbstbewusst zu gestalten. Stattdessen reagiert er phobisch. Er erlebt sich ohnmächtig, klein, hilflos und voller Ängste.

In 50 Sitzungen *Tiefenpsychologisch fundierter Psychotherapie* konnte die Loslösung aus dem symbiotischen Beziehungserleben bearbeitet werden. Die als Krisenintervention begonnenen probatorischen Sitzungen schufen die Basis für eine stabile und tragfähige therapeutische Beziehung. In der Arbeit am Übertragungsgeschehen und durch partielle Regressionen konnte dem Patienten seine innere Konfliktdynamik erschlossen werden.

Im Dialog mit mir als männlichem Psychotherapeuten konnte der Patient seine innere ödipale Problematik überwinden. Er erschloss sich einen flexibleren Umgang mit den aktuellen beruflichen Anforderungen. Gleichzeitig ordnete er seine Beziehung zur ehemaligen Frau – die wegen ihrer Depressionen ebenfalls eine Psychotherapie in Anspruch nahm. Auch hat er wieder den Mut gefasst, sich mit Frauen zu verabreden, die ihm gefallen.

Identitätskonflikte

Der Patient ist auf Empfehlung einer nervenärztlichen Kollegin in die Praxis gekommen. Der 50-jährige Mann berichtet von seinem gestörten Selbstwertgefühl, von erheblichen sexuellen Problemen (Impotenz, Ekelgefühle) in seiner Ehe, von immer wieder auftretenden depressiven Verstimmungen, von aggressiven Überreaktionen im Umgang mit Mitmenschen, von verstärkter Aggressionsbereitschaft seiner Frau gegenüber. Er erlebe Herzrasen. Der Patient berichtet davon, sehr viel zu essen (176 cm / 115 kg). Der Patient ist eine adipöse, gepflegte Person, die in einer Mischung aus expansiver Aktivität (Dampfwalze) und ängstlich-depressiver Verstimmung sofort den Raum emotional füllt. Die Grundstimmung ist ängstlich-deprimiert. Selbstverkleinerungstendenzen und die Verschiebung der Selbstverlustangst auf körperliche Symptome wirken ineinander. Der Patient baut eine positive, idealisierende Übertragungsbeziehung auf. In der Gegenübertragung werden ambivalente Gefühlslagen aktiviert: Sympathie und Abgrenzung, Helfenwollen und kritische Distanz zugleich.

Der Vater war Beamter in gehobener Laufbahn. Der Patient beschreibt ihn zunächst als einen »äußerst friedliebenden Menschen – künstlerisch interessiert für den Bereich Zeichnen und Musik – weniger der Typ, der mit beiden Beinen im Leben steht«. Im Verlauf der Therapie wird dem Patienten bewusst, dass er und seine Brüder vom Vater sexuell missbraucht worden waren.

Die Mutter war Hausfrau. Der Patient beschreibt sie als »fanatisch religiös«. Als Hausfrau sei sie ihren Verpflichtungen stets nachgekommen. In der Behandlung ihrer fünf Söhne sei sie »ungerecht« gewesen, sie habe bevorzugt und benachteiligt. Die Mutter habe große Gesellschaften geliebt, wobei »die Familienatmosphäre oftmals auf der Strecke blieb – doch das kümmerte sie wenig«. Sie habe ihren Mann unterdrückt und das gesamte Familienleben beherrscht. Als die Mutter mit dem Patienten schwanger war, erhoffte sie sich ein Mädchen. Ihre bisher einzige Tochter war einjährig gestorben. »In ihrem religiösen Fanatismus war sie der Ansicht, wenn Gott ihr ein Mädchen nimmt, dann würde er ihr wieder ein weiteres schenken. Diese Rechnung ging nicht auf, es wurde ein Junge – ich. Und genauso war meine Beziehung zu ihr. Ich habe mich nie von ihr angenommen und geliebt gefühlt.«

Die Ehe der Eltern sei »keine gute Ehe« gewesen. »Meine Mutter beherrschte meinen Vater, und er fühlte sich entsprechend unterdrückt. Sie nörgelte ständig an ihm herum.«

»Ich spielte gerne mit Puppen.« Patient gibt an, als Kind sehr sensibel, aber auch empfindlich gewesen zu sein. »Da ich stets in der Familie sowie auch in der Verwandtschaft gehänselt wurde (z. B. mit dem Beinamen: Kleindööfchen mit Plüschohren), bildete ich mir ein, ein Taugenichts und Versager zu sein. So gesehen war ich sicherlich ein problematisches Kind.«

In der Schule hatte der Patient zwar zeitweilig einen Freund, aber meist war er Außenseiter. Der Patient absolvierte eine Lehre als Kaufmann. Nach dem Zivildienst wurde er im gelernten Beruf »sehr erfolgreich«. Mit der Verlobung löste sich der Patient aus dem Haushalt der Primärfamilie. Vor seiner Verlobung hatte Patient keine anderen Partnerschaften. »Obwohl ich das gerne gehabt hätte, kam es dazu nicht. Es war auch von der Gemeinde her untersagt, so etwas zu haben.«

Der Patient hat drei erwachsene Kinder, die aus dem Haus sind. Bis zur abrupten Arbeitslosigkeit war der Patient in einem größeren mittelständischen Betrieb erfolgreich leitend tätig. Die Umstrukturierung der Firma und massenweiser Stellenabbau setzten auch den Patienten frei. Es wurde ihm im Rahmen des Sozialplanes gekündigt.

<u>Diagnose</u>: mittelgradige depressive Episode mit somatischem Syndrom (Mangel von sexuellem Verlangen und Adipositas) bei gering integrierter histrionisch-depressiver Borderlinestruktur.

<u>Aktuelle Konfliktsituation</u> sind die Arbeitslosigkeit und die entwertend erlebten Umstände der rücksichtslosen Kündigung.

<u>Grundkonflikt</u>: Der Patient leidet bis heute schwer an der ambivalenten Mutterbeziehung und den Grenzüberschreitungen des Vaters. Der Patient kompensierte seine Selbstverunsicherung aktiv über brave Leistungsbereitschaft, um sich auf diese Weise einer teilweisen Selbstbestätigung zu versichern.

<u>Innerer Konflikt</u>: Die unzureichende Verinnerlichung einer guten Mutter und einer klar definierten Vaterbeziehung, die

transsexuelle Rollenzuschreibung seitens der Mutter und das Zum-sexuellen-Objekt-gemacht-Werden seitens des Vaters verhinderten den Aufbau eines stabilen integrierten Selbst. Die Wendung von Aggressionen gegen das eigene Selbst – und in narzisstischer Projektion gegen die eigene Frau (Wiederholungszwang) – resultiert aus anhaltenden Identitätskonflikten.

Aktuelle Modi der Konfliktbewältigung: Mikrotraumatisierende Partnerschaftskonflikte und die »Stresssituation Arbeitslosigkeit«, durch die er der Selbstbestätigung seiner Männlichkeit »beraubt« wurde, manövrierten den Patienten in eine subjektiv ausweglose Situation, in der seine aktiven Bewältigungsmodi zusammenbrechen. Er dekompensiert in eine mittelgradige depressive Episode.

Verlauf der Psychotherapie: In einer 80 Sitzungen umfassenden *Tiefenpsychologisch fundierten Psychotherapie* gelang es, die beschriebene Symptomatik nach und nach konstruktiv zu bearbeiten. Die als Krisenintervention begonnene Psychotherapie diente zunächst dazu, in Zusammenarbeit mit der Fachärztin für Neurologie und Psychiatrie einen Aufenthalt in einer Klinik für Psychosomatik und Psychotherapie zu organisieren. Der Patient konnte nach seinem Klinikaufenthalt weiter stabilisiert werden. Die Ehefrau des Patienten wurde über die Mitbehandlung als Bezugsperson in das psychotherapeutische Geschehen einbezogen. Zum Patienten konnte eine tragfähige therapeutische Beziehung aufgebaut werden, in der er das Vertrauen fasste, über seine Kindheitserlebnisse offen zu berichten. Die Dramatik der Symptome konnte – bei anhaltendem Leidensdruck – entschärft werden. Eine weitere stationäre Behandlung wurde nicht nötig. Fokussiert wurde die Beziehungsstörung mit der ihn liebenden Ehefrau vor dem Hintergrund seines Identitätskonfliktes. Nach Abschluss der psychotherapeutischen Arbeit war der Patient in der Lage, sich in seiner aktuellen Lebenssituation selbst besser zu stabilisieren. Im Verhältnis zu seiner Frau gelang es ihm, sich zu öffnen und den gefühlsgetragenen Zugang zu ihr zu suchen und zu finden. Diese Entwicklung erlebte der Patient als sehr beglückend. Auch gelang es ihm, ein befriedigendes Sexualleben mit seiner Frau zu aktivieren.

Mangelhafte Konfliktwahrnehmung

Ein Ausbildungskandidat der *Tiefenpsychologisch fundierten Psychotherapie* berichtet in seiner Lehrtherapie, dass er keine Probleme habe, auch keine inneren Konflikte. Im konkreten Kontakt vermittelt er vermehrt freundliche Gefühle und suggeriert nicht vorhandene Aggressionsbereitschaft.

Im weiteren Verlauf der Arbeit stellt sich heraus, dass der Kandidat aus einer Familie stammt, in der die Eltern immer sehr viel gestritten haben. Der Kandidat hat von früh auf in der Familie für Konfliktberuhigung gesorgt. Darüber hat er ein ausgeprägtes Harmoniebedürfnis entwickelt.

In der weiteren Arbeit ist es für den Kandidaten überraschend und entlastend zugleich, dass er doch eine Reihe von Konflikten in sich trägt, die sich im Bereich von Zärtlichkeit versus Aggression oder Höflichkeit versus Ehrlichkeit bewegen.

Typisch für Personen, die eine mangelnde Konfliktwahrnehmung leben, ist die Somatisierungstendenz. Aktuelle psychosomatische Beschwerden (Magenbeschwerden) verdrängen Konflikte. Der Kandidat ist nicht in der Lage, ehrlich, offen und »aggressiv« seine Interessen zu vertreten und Konflikte zu riskieren. Um Konflikte zu vermeiden, will er es den anderen immer recht machen.

Aktualkonflikte und deren Anlässe

Die Beschreibung und Bearbeitung der aus den Grundkonflikten stammenden inneren Konflikte und die Modi ihrer Verarbeitung werden in Bezug auf zentrale Lebensbereiche (Aufgaben des Leben nach Alfred Adler) wie Partnerbeziehung, Herkunftsfamilie, Berufsleben, Besitzverhalten, Gruppenverhalten und Krankheitserleben geleistet. Aktualkonflikte resultieren aus dem Zusammenwirken aktueller Anlässe und davon berührter latenter innerer Konfliktlagen.

Anlass für aktuelle Konflikte kann fast alles sein, je nach individueller Lebenssituation. Das kann der Tod eines geliebten Haustiers ebenso gut sein wie ein verlorenes Glücksspiel usw. Was für den einen ein gravierender Anlass ist, scheint für den anderen eine Bagatelle zu sein und umgekehrt. Allerdings lassen sich eine Reihe von aktuellen Lebensereignissen (Stressoren) benennen, die oft den Anlass für krankheitswertige Störungen abgeben. Sie wurden in der Lebensereignisforschung erkundet.

Modi der Konfliktverarbeitung und Abwehrmechanismen

Trotz kultureller und sozialer Unterschiede und der Einzigartigkeit jedes Menschen können wir beobachten, dass alle Menschen bei der Bewältigung ihrer Probleme auf typische Formen der Konfliktverarbeitung zurückgreifen. Nossrat Peseschkian hat mit dem Balancemodell der Positiven Psychotherapie (einer innovativen zeitgenössischen Variante der Dynamischen Psychotherapie) ein anschauliches Modell für die Modi der Konfliktverarbeitung formuliert.

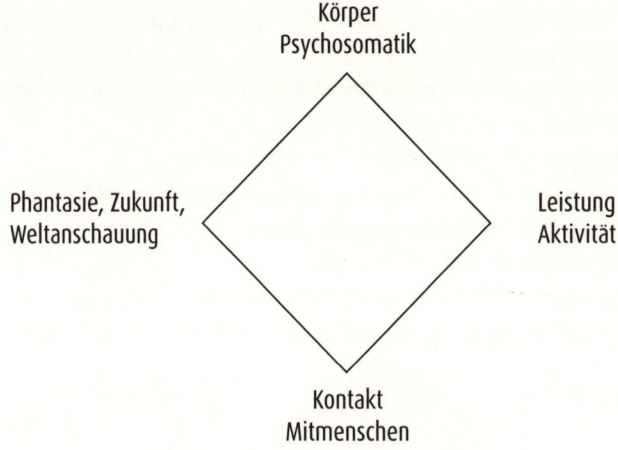

Wenn wir durch Stressoren oder Mikrotraumatisierung in Bedrängnis geraten, können wir unsere Konfliktsituation in vier typischen Formen der Konfliktverarbeitung zum Ausdruck bringen:

1. körperorientierte Modi
2. leistungsorientierte Modi
3. beziehungsorientierte Modi
4. phantasieorientierte Modi.

Diese vier Bereiche sind zwar in allen Menschen angelegt, aber in der westlichen Hemisphäre liegen die Schwerpunkte oft mehr auf den Bereichen Körper/Sinne und Beruf/Leistung, im Orient dagegen mehr in den Bereichen Kontakte, Phantasie und Zukunft.

Kontaktarmut und Phantasielosigkeit hierzulande sind einige der Gründe für die vielen psychosomatischen Krankheiten. Jeder Mensch entwickelt seine eigenen Präferenzen, wie er auftretende Konflikte verarbeitet. Durch die einseitige Ausbildung einer Form der Konfliktverarbeitung geraten die anderen in den Hintergrund.

Diese Einseitigkeiten in den vier Qualitäten des Lebens führen zu acht typischen Modi der Konfliktverarbeitung, je nachdem, ob es sich um eine aktive oder passive Variante handelt:

- Überkompensation in Körperkult (narzisstische Überwertigkeit des Körpers)
- Dekompensation in die somatische Krankheit (Somatisierung, stoffgebundene Süchte usw.)
- Überkompensation in Aktivität und Leistung
- Dekompensation in Leistungs- und Konzentrationsstörungen
- Überkompensation in die Geselligkeit
- Dekompensation in die Einsamkeit
- Überkompensation in Größenphantasien, Wahnstörungen usw.
- Dekompensation in Sinnlosigkeitserlebnisse, Existenzängste usw.

Diese Modi der Konfliktverarbeitung sind krankheitswertige Symptome und Störungen oder führen zu ihnen. Sie sind Teil des individuellen Lebensstils, entstanden aus dem Grundkonflikt und dienen der Abwehr innerer Konflikte.

Abwehr meint alle intrapsychischen Operationen, die darauf abzielen, unlustvolle Gefühle, Affekte, Wahrnehmungen usw. vom Bewusstsein fern zu halten. Abwehrmechanismen sind aus dem Grundkonflikt heraus entstandene, habituelle, unbewusst ablaufende Modi der Konfliktverarbeitung. Als persönlichkeitsstabilisierende Schutz- und Bewältigungsaufgaben bewirken sie für einige Zeit ein fragiles Gleichgewicht. Angesichts neuer, aktueller Herausforderungen des Lebens werden sie jedoch dysfunktional.

Die Grenze zwischen »normalen« Bewältigungsmechanismen und »pathologischen« Abwehrmechanismen ist fließend. Zu seelischen Störungen führt ein Abwehrmechanismus erst, wenn er als einseitige Überkompensation oder Dekompensation die freie Persönlichkeitsentfaltung und Selbstverwirklichung deutlich reduziert, zwangsläufig automatisiert und rigide auftritt und nicht bewusst in die eigene Lebensgestaltung integriert werden kann.

Von Stavros Mentzos stammt der Versuch, in einem Vier-Ebenen-Modell der intrapsychischen Abwehrmechanismen zwischen »unreifen« und »reifen« Abwehrmechanismen zu unterscheiden:

- Unreife Abwehrmechanismen, die zu groben, unrealistischen Lösungen führen, sind die psychotische, wahnbildende Projektion, die psychotische Verleugnung, Spaltungsvorgänge und Introjektion.
- Unreife Abwehrmechanismen, die nicht zu derart groben und unrealistischen Lösungen führen, sind die nicht psychotische Projektion und die Identifikation mit dem Angreifer.
- Reife Abwehrmechanismen – aber immer noch im Sinne krankheitswertiger Störungen – sind Intellektualisierung, Affektisolierung und Rationalisierung, Ungeschehenmachen, Reaktionsbildung, Verschiebung und Wendung gegen das Selbst.
- Der reifste Abwehrmechanismus ist die Sublimierung. Konflikthafte Bedürfnisse werden durch gesellschaftlich akzeptierte Kompensationen befriedigt.

Inhaltsorientierte Psychodynamik

In der psychotherapeutischen Literatur werden bisher überwiegend funktionelle und psychodynamische Zusammenhänge beschrieben und analysiert. Eine systematische Berücksichtigung der Inhalte und Werte seelischer Wirkungszusammenhänge steht noch aus.

Einen aufschlussreichen Vorstoß in diese Richtung hat Nossrat Peseschkian mit dem »Wiesbadener Inventar zur Positiven Psychotherapie und Familientherapie (WIPPF)« bzw. dem »Differenzierungsanalytischen Inventar (DAI)« unternommen.

Das DAI erlaubt, Konflikte inhaltlich zu beschreiben. Bei jeder Begegnung von zwei oder mehreren Menschen bringt jeder seine individuelle Ausstattung an primären und sekundären Aktualfähigkeiten mit.

Im Laufe seines Lebens – die Grundlagen werden in der Kindheit gelegt – erwirbt ein Mensch charakteristische emotionale Fähigkeiten wie Vertrauen, Geduld, Zärtlichkeit usw. Diese werden als primäre Fähigkeiten bezeichnet, weil sie zuerst erworben werden und für alle zwischenmenschlichen Begegnungen grundlegend sind. Die wesentlichen Fähigkeiten, die die primären Bezugspersonen dem Kleinkind entgegenbringen müssen, sind Zeit und Geduld. Unter ihrer Wirkung entwickelt sich die anthropologisch gegebene »**Liebesfähigkeit**« eines Menschen zu den primären Aktualfähigkeiten. Die Liebesfähigkeit führt in ihrer weiteren Entwicklung zu den primären Fähigkeiten wie Lieben-Können, Vorbild-Sein, Geduld-Haben, Sich-Zeit-Nehmen, Kontakt-Knüpfen, Zärtlichkeit-Austauschen, Sexualität-geben-und-Nehmen, Vertrauen-Können, Hoffnung-Haben, Zweifeln-Können, Zu-Gewissheiten-Gelangen und Einheit-Herstellen. Die Eltern, in der weiteren Entwicklung auch andere Bezugspersonen wie Geschwister, Großeltern, Verwandte und das gesamte soziale Umfeld mit der jeweiligen Weltanschauung unterstützen die in dem Kind als Fähigkeit vorhandene Liebe oder unterdrücken sie, so dass es später scheint, als sei zu wenig von dieser Fähigkeit gegeben.

Neben den emotionalen Qualitäten muss ein Mensch Sozialisationsnormen erlernen, mit deren Hilfe er sich in das gesellschaftliche Leben einfügt und behauptet. Diesen Normen und Werten entsprechen die sekundären Fähigkeiten. Sie spielen bei jeder zwischenmenschlichen Beziehung eine Rolle, da sie Gradmesser für sozial erwünschtes und unerwünschtes Verhalten sind. Die Sekundärfähigkeiten gründen in der anthropologischen »**Erkenntnisfähigkeit**« der Menschen. Einzelne Werte und Fähigkeiten sind: Pünktlichkeit, Sauberkeit, Ordnung, Gehorsam, Höflichkeit, Ehrlichkeit /Offenheit, Treue, Gerechtigkeit, Fleiß/ Leistung, Sparsamkeit, Zuverlässigkeit, Genauigkeit und Gewissenhaftigkeit. Die Erkenntnisfähigkeit gliedert sich in die einander ergänzenden Fähigkeiten, zu lernen und zu lehren, d.h. die Fähigkeiten, Erfahrungen zu machen und sie weiterzugeben. In alltäglichen Beschreibungen und Wertungen und in der gegenseitigen Partnerbeurteilung spielen die sekundären Fähigkeiten eine entscheidende Rolle. Wer einen anderen Menschen nett und sympathisch findet, der begründet seine Einstellung damit: Er ist anständig und ordentlich, man kann sich auf ihn verlassen. Umgekehrt urteilt man abwertend: Er ist mir unsympathisch, weil er schlampig, unpünktlich, ungerecht, unhöflich und geizig ist und zu wenig Fleiß zeigt. Ebenso geläufig wie diese Reaktionen sind auch die Folgen von entsprechenden Erlebnissen auf Stimmung und körperliches Befinden. So können beispielsweise Pedanterie, Unordnung, ritualisierte Sauberkeit, Unsauberkeit, übertriebene Pünktlichkeitsanforderungen, Unpünktlichkeit, zwanghafte Gewissenhaftigkeit oder Unzuverlässigkeit außer zu sozialen Konflikten auch zu psychischen und psychosomatischen Störungen führen.

Primäre und sekundäre Fähigkeiten bestimmen als Aktualfähigkeiten unser ganzes Leben und entscheiden über beruflichen Erfolg, das Gelingen von Liebesbeziehungen und das Ganze unserer Daseinsbewältigung.

Die Aktualfähigkeiten unterscheiden sich umso stärker, je unterschiedlicher die Herkunftsfamilien sind. Jede Familie hat ihre eigenen Konzepte, Wertmaßstäbe, ihre eigene Kultur. Konflikte und Missverständnisse spielen sich oft auf der Ebene der Aktualfähigkeiten ab. Unter Pünktlichkeit oder Ordnung verstehen zwei Menschen nicht selten etwas ganz Verschiedenes. Daraus entwickeln sich wiederkehrende, an sich banale Ärgernisse, die wir Mikrotraumen nennen. Steter Tropfen höhlt den Stein. In der Wiederholung und Hartnäckigkeit können sich die Mikrotraumen potenzieren, heftige Emotionen freisetzen, Beziehungen zerstören und psychosomatische Krankheiten provozieren. Dieses transkulturelle Problem wird besonders an den Schwierigkeiten bei der Integration von Ausländern deutlich.

Der **transkulturelle Vergleich** ist ein wesentliches Instrument der Konfliktbearbeitung in der Positiven Psychotherapie. Ärger, Kränkungen oder Enttäuschungen können auf die betroffenen Aktualfähigkeiten hin untersucht und inhaltlich bearbeitet werden. Die gefühlsmäßige Ablehnung eines Menschen kann so auf einige entscheidende Unterschiede der primären und sekundären Fähigkeiten zurückgeführt und verstanden werden. Damit sind die Verständigungsvoraussetzungen zur Konfliktbewältigung geschaffen.

Ziel der Therapie ist es, die bestehenden Sperren zu beseitigen und den Weg zur Integration freizumachen, indem man die Liebesfähigkeit des betreffenden Menschen in die Lage versetzt, ihre Erkenntnisfähigkeit zu unterstützen und umgekehrt. Das positive Vorgehen bedeutet in diesem Sinne, uns und andere Menschen zu akzeptieren, wie sie gegenwärtig sind. Wir müssen in ihnen zugleich aber auch das sehen, was sie werden können. Dies bedeutet, den Menschen mit seinen Konflikten, Störungen und Krankheiten anzunehmen, um dann mit seinen noch unbekannten, verborgenen und durch die Krankheit verschütteten Fähigkeiten Beziehung aufzunehmen.

8 Dimensionen der tiefenpsychologisch fundierten Behandlungstechnik

Dieses Buch ist eine Orientierungshilfe. Es ist hier nicht der Platz für eine detaillierte Darstellung behandlungstechnischer Details. Im Folgenden thematisiere ich einige wichtige Dimensionen *Tiefenpsychologisch fundierter Psychotherapie*, um Anregungen für weiteres Nachfragen, Studieren und Forschen in Theorie und Praxis zu geben. Theorie und Praxis der *Tiefenpsychologisch fundierten Psychotherapie* sind kein fest umrissener, streng fixierter Wissensbestand, sondern »work in progress«, der auf eine reichhaltige Tradition zurückgreifen kann.

Bewusste und unbewusste Dimensionen des Seelenlebens

Die *Tiefenpsychologisch fundierte Psychotherapie* als psychodynamisches Verfahren geht davon aus, dass gesundes und seelisch gestörtes Erleben und Verhalten dem bewussten Erleben nicht oder nur zu einem Teil zugänglich sind. Neben dem uns durch bewusste Anstrengungen zugänglichen Teil unserer Seele gibt es auch Anteile, die uns nicht bewusst sind, die aber dennoch wirksam sind und Einfluss auf unser inneres Erleben und unser äußeres Handeln haben. In der *Tiefenpsychologisch fundierten Psychotherapie* wollen wir dieses unbewusste Geschehen verstehen, um dem Patienten eine bessere Erkenntnis und Befriedigung seiner Bedürfnisse zu ermöglichen. In diesem Zusammenhang ist die Erkenntnis unbewusst wiederkehrender Erlebnis- und Verhaltensmuster von zentraler Bedeutung.

Wiederholungszwang und kreative Selbstverwirklichung

Ein bestimmtes Erlebnis- und Verhaltensmuster, das in der Kindheit als Antwort (Modi der Konfliktverarbeitung) auf konflikthafte Situationen entwickelt wird, macht zu diesem Zeitpunkt Sinn und wird automatisiert. Für einige Zeit kann ein Mensch mit diesem Konzept recht gut durchs Leben gehen. Doch dann kommen Herausforderungen, in denen er zwar wieder auf diese Weise erlebt und reagiert, doch er scheitert und gerät in eine psychische Sackgasse.

Statt nun flexibel neue Erlebnis- und Verhaltenmuster zu erkunden, wird der unverstandene psychische Automatismus immer wieder inszeniert. Diese unbewusste, im Wiederholungszwang befangene Inszenierung gilt es zu erkennen, bewusst zu machen, zu integrieren und zu transzendieren.

In der *Tiefenpsychologisch fundierten Psychotherapie* ist es deshalb von großem Interesse, was die PatientInnen an Ursituationen ihrer Existenz berichten. Wie war ihre Kindheit – d. h. ihre Welt zu Beginn ihrer Existenz?

Welche Beziehungsmuster sind uns beispielsweise im Hinblick auf die Beziehung der Geschlechter vermittelt worden? Wie standen Vater und Mutter miteinander in Beziehung? Wie haben diese die Welt erlebt und verarbeitet? Welches Modell der Geschlechterbeziehung haben sie uns vorgelebt? Wie ist das Urmuster des Geschlechterverkehrs, das wir meist unbewusst und unverstanden verinnerlicht haben?

Eine meiner Patientinnen, Studentin der Erziehungswissenschaften, 26 Jahre alt, ist im sechsten Monat schwanger. Sie leidet an Bulimie. Während des Erstinterviews berichtet sie von ihren Eltern. Der Vater kam als Zwanzigjähriger aus Japan nach Deutschland und studierte Chemie. Die Mutter kam ebenfalls als junge Frau aus Korea nach Deutschland und arbeitete als Krankenschwester. Beide lernten sich in Deutschland kennen und zeugten zwei Kinder, meine Patientin und ihre drei Jahre ältere Schwester. Die Beziehung der Eltern sei sehr konflikthaft gewesen. Der Vater war und ist sehr leistungsorientiert. Er arbeitet in einem großen Chemiekonzern. Er habe materiell immer für die Familie gesorgt, aber emotional sei er sehr verschlossen gewesen. Die Patientin kann sich kaum daran erinnern, dass beide Zärtlichkeiten ausgetauscht hätten. Der Vater hatte sehr wenig Zeit für die Familie. Die Konflikte zwischen den Eltern endeten mit deren Scheidung, als die Patientin 10 Jahre alt war. Von da an gab es noch weniger Möglichkeiten, mit dem Vater im Kontakt zu sein. Eher noch habe die ältere Schwester eine engere Bindung zum Vater aufbauen können. Die Patientin ist – wie die Schwester einige Zeit zuvor – vor sechs Jahren aus dem Haushalt der Mutter ausgezogen. Vor drei Jahren starb die jahrelang depressive Mutter an Gallenkrebs.

Wir erleben eine Familienurszene. Es wird uns ein Muster einer Frau-Mann-Beziehung vermittelt, das die Patientin tief verinnerlicht hat. Wir alle verfügen über einen mehr oder weniger umfangreichen Fundus an Beziehungsmustern, die wir von früher Kindheit an verinnerlicht haben: so wie Mutter und Vater mit- und gegeneinander in Beziehung standen; so wie Mutter mit mir und gegen mich in Beziehung stand; so wie Vater mit mir und gegen mich in Beziehung stand; so wie Oma und Opa mit- und gegeneinander in Beziehung standen; Tante und Onkel, Nachbar und Nachbarin usw. Dieser Fundus wird eventuell ein Leben lang erweitert und mit Variationen angefüllt durch neue wirkliche oder medial vermittelte Beziehungserlebnisse. Dazu zählen nicht zuletzt Liebesbeziehungen im Erwachsenenalter und emotional korrigierende Erfahrungen in Psychotherapien.

Die Patientin, von der ich Ihnen berichte, ist im 6. Monat schwanger. Hat sie auch den richtigen Partner gefunden? Sie sagt: Nein! Sie kenne ihn jetzt seit drei Jahren. Im Unterschied zu ihr, die sie aufgrund zahlreicher Umzüge in Kindheit und Jugend gelernt habe, flexibel zu reagieren, sei er aus München noch nie weggekommen, habe immer dort gewohnt und wolle dort auch nicht weggehen – auch wenn es beruflich notwendig werden sollte. Derzeit ist er noch Student der Biologie. Auch vermisse sie oft den zärtlichen Gefühlsaustausch mit ihm. Eigentlich habe sie sich von ihm getrennt. Doch dann stellte sie fest, dass sie von ihm schwanger ist. Jetzt versuchen sie, wieder zusammenzuleben. Aber glücklich sei sie dabei nicht.

»Der Apfel fällt nicht weit vom Stamm.« Die Beschreibung und Analyse des Wiederholungszwangs in der Liebeswahl ist die Regel.

Geht es vielleicht nicht anders, als sich in der Wiederholung alter Beziehungsmuster zu verlieben? Wie soll ich mich auch über ein neues Beziehungsmuster verlieben, wenn ich nur die alten habe?

In der *Tiefenpsychologisch fundierten Psychotherapie* gehen wir den Weg der Selbsterkenntnis, Menschenkenntnis und Lebenskenntnis. Tiefenpsychologisch fundierte Selbsterkenntnis greift aktuelle Konflikte auf und klärt die lebensgeschichtlich gewordenen seelischen Wirkungszusammenhänge. Beziehungsmuster sind Wertstrukturen. Welche Werte wurden in meiner Familie vermittelt? Welche Werte lebe ich wirklich? Welche Werte idealisiere ich – ohne sie wirklich zu leben? Welche neuen Werte versuche ich ernsthaft zu verwirklichen?

Vom Ich zum Du – Psychotherapie zwischenmenschlicher Beziehungen

In der *Tiefenpsychologisch fundierten Psychotherapie* kommt der systematischen Berücksichtigung und der kontinuierlichen Gestaltung der Therapeut-Patient-Beziehung eine zentrale Bedeutung zu. Auch kann es notwendig werden, zur Erreichung eines ausreichenden Behandlungserfolges Beziehungspersonen aus dem engeren Umfeld (Partner, Familie) der PatientInnen in die Behandlung einzubeziehen.

Eine Konzentration des therapeutischen Prozesses wird in der *Tiefenpsychologisch fundierten Psychotherapie* durch eine Begrenzung des Behandlungszieles, durch ein vorwiegend konfliktzentriertes Vorgehen und durch Einschränkung regressiver Prozesse angestrebt.

In der *Tiefenpsychologisch fundierten Psychotherapie* wird dahingehend methodisch interveniert, dass auf die als Krankheit diagnostizierten seelischen Störungen ein systematisch verändernder Einfluss genommen wird. Die PatientInnen sollen das Spektrum ihrer Bewältigungsfähigkeiten bzw. ihre Modi der Konfliktverarbeitung erweitern.

Diese Interventionen setzen eine bestimmte Ordnung des Vorgehens voraus. Diese ergibt sich aus Erfahrungen und gesicherten Erkenntnissen, deren wissenschaftliche Reflexion zur Ausbildung von Behandlungsmethoden im Rahmen einer übergreifenden Theorie geführt hat. In der psychotherapeutischen Praxis gelangen verschiedene Methoden und Techniken mit einem gemeinsamen störungs- und behandlungstheoretischen Hintergrund zur Anwendung. Mit psychotherapeutischer Technik ist eine konkrete Methode innerhalb der Behandlungspraxis gemeint.

Wichtig für das Gelingen einer *Tiefenpsychologisch fundierten Psychotherapie* ist das Vertrauensverhältnis zwischen Patient und Psychotherapeut. Es gilt, dem Patienten in seiner Beziehung zum Psychotherapeuten einen inneren Raum zu schaffen, in dem er seine ihn bedrängenden seelischen Schwierigkeiten oder psychosomatischen Störungen vor dem Hintergrund seiner Lebensgeschichte verstehen lernt. Die Deutungen des Therapeuten sollen ihm helfen, seine seelischen Schwierigkeiten in einer anderen, neuen Perspektive zu sehen, die ihm die Hoffnung vermittelt, dass Veränderung möglich ist und er sein Leben besser bewältigen kann.

Grundsätzlich gilt es, im psychotherapeutischen Dialog eine übermäßig strukturierte Exploration wie auch eine sich völlig frei entwickelnde Assoziation zu vermeiden.

Psychische Störungen sind Störungen von Beziehungen

Mit dem Übergang von der psychoanalytischen Triebpsychologie zur Psychologie und Psychotherapie zwischenmenschlicher Beziehungen wurden neue Möglichkeiten der psychotherapeutischen Behandlung erschlossen. Wenn innere Konflikte aus zwischenmenschlichen Grundkonflikten resultieren, wenn aktuelle Konfliktsituationen immer auch Konflikte in sozialen Situationen sind, dann hat auch in der Psychotherapie die zwischenmenschliche Interaktion von Psychotherapeut und Patient eine besondere Bedeutung.

Der Klärung von dysfunktionalen bzw. maladaptiven Beziehungsmustern ist deshalb in den letzten Jahren innerhalb der psychodynamischen und psychotherapeutischen Forschung vermehrt Aufmerksamkeit geschenkt worden.

Das Zusammenspiel und Gegeneinander von subjektivem Erleben und Antworten aus der psychosozialen Umwelt wird als zirkuläre Kommunikation untersucht:

- Der Patient erlebt sich immer wieder so, dass ...
- Der Patient erlebt andere immer wieder so, dass ...
- Andere erleben den Patienten immer wieder so, dass ...
- Andere erleben sich dem Patienten gegenüber immer wieder so, dass ...

Übertragung – Gegenübertragung

Die *Tiefenpsychologisch fundierte Psychotherapie* geschieht nicht zuletzt in einer Bearbeitung lebensgeschichtlich begründeter, unbewusster Konflikte und krankheitswertiger psychischer Störungen unter besonderer Berücksichtigung von Übertragung, Gegenübertragung und Widerstand (Wiederholungszwang).

Wir alle leben eine bestimmte Art und Weise der Kontaktaufnahme zu anderen Menschen. Seit unserer Kindheit haben wir Beziehungsmuster verinnerlicht und entwickelt, die wir in aktuellen zwischenmenschlichen Situationen immer wieder aktualisieren.

In den alten Beziehungen, z.B. zu den Eltern, wurden bestimmte Fähigkeiten gefördert, bestimmte Lebensbereiche überbetont, andere vernachlässigt, Bedürfnisse geweckt oder frustriert, Konflikte und Ängste bewältigt oder verdrängt. Diese Erfahrungen beeinflussen alle anderen Beziehungen im Leben eines Menschen und manifestieren sich in der Wiederholung charakteristischer Beziehungsmuster.

Auch die Beziehung zum Psychotherapeuten wird unbewusst so gestaltet, wie zwischenmenschliche Beziehungen immer schon gelebt wurden. Die Macht der Übertragung und Gegenübertragung kann die therapeutische Arbeit ernsthaft gefährden, wenn beispielsweise sexuelle Anziehungskräfte zwischen Patient und Psychotherapeut nicht mehr kontrollierbar sind. Aufgabe in der *Tiefenpsychologisch fundierten Psychotherapie* ist die Erkenntnis dieser Beziehungsmuster. Indem wir unsere Modi der Beziehungsgestaltung bewusst integrieren, schaffen wir den Raum für eine größere Variationsbreite des Erlebens und Verhaltens. So können wir verhindern, dass wir immer wieder in dieselben alten Muster (Fehler) einrasten.

Die Beziehung des Patienten zum Psychotherapeuten wird – wie alle anderen zwischenmenschlichen Beziehungen auch – von psychosozialen Normen, Konzepten und Erwartungen geprägt. Der Patient erwartet z. B. Zeit, Geduld und Kompetenz, der Psychotherapeut Pünktlichkeit, Zuverlässigkeit und Sauberkeit. Dies sind konkrete Erlebnisinhalte, die in der Psychotherapie als Modi der Beziehungsgestaltung unmittelbar geklärt werden können.

Je mehr ein Mensch seine unbewussten Anteile integriert, desto stärker wird er. Je mehr in der Psychotherapie durch positive emotional korrigierende Erfahrungen neue Modi der Beziehungsgestaltung erlebbar werden, desto stabiler wird der Patient in seinem Selbstsein. Seine Hilflosigkeit wird gemildert. Seine Feindseligkeitserwartungen werden reflektiert, überprüft und ebenfalls integriert. Der Schwerpunkt seiner Existenz verlagert sich nach innen. Der Patient schafft sich bewusst seine eigenen Wertmaßstäbe. Es stehen ihm allmählich größere Energien zur Verfügung. Energien, die zuvor zur Unterdrückung eines Teils seiner Strebungen benötigt wurden, werden frei. Weniger gehemmt und weniger gelähmt von Befürchtungen, Selbstverachtung und Hoffnungslosigkeit, kann der Patient auf der Basis einer integrierteren psychischen Struktur selbstbestimmter auftreten. Die aktuellen Konflikte und seelischen Störungen eines Menschen können gelöst werden, wenn sich die inneren Voraussetzungen ändern, die sie ins Leben gerufen haben. Jede gelingende *Tiefenpsychologisch fundierte Psychotherapie* ändert diese Voraussetzungen mit dem Ergebnis, dass der Patient weniger hilflos, weniger furchtsam und weniger feindselig wird. Er kommt sich selbst und seinen Mitmenschen näher.

Anfang, Mitte und Ende der Psychotherapie

Für die Diagnose, die Prognose und den Verlauf der Psychotherapie sind Dimensionen der zwischenmenschlichen Beziehungsgestaltung in einer spezifisch behandlungstechnischen Ausprägung bedeutsam.

Die probatorischen Sitzungen begründen die psychotherapeutische Beziehung. Jedem Anfang mag ein Zauber innewohnen, doch er kann sehr schnell zum Schrecken werden, wenn nicht ausreichend achtsam miteinander kommuniziert wird.

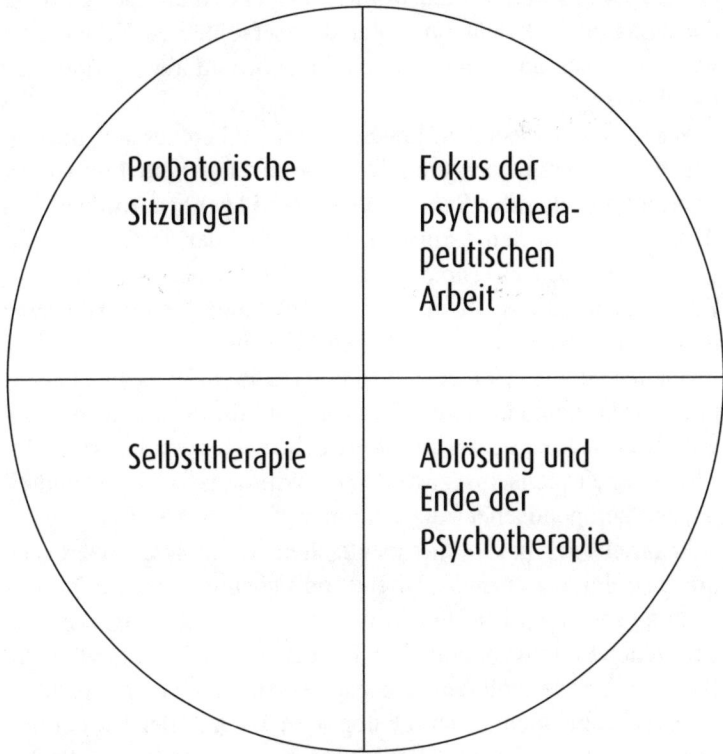

Zu Beginn einer Tiefenpsychologisch fundierten Psychotherapie formuliert der Psychotherapeut auch eine Einschätzung hinsichtlich der Motivation des Patienten und der Prognose eines zu erwartenden Behandlungserfolges. Hierzu zählen u. a. die klinische Beurteilung des Schweregrades der Erkrankung und der subjektiven Beeinträchtigung des Patienten. Wie hoch ist der sekundäre Krankheitsgewinn des Patienten, wie hoch sein Leidensdruck? Wie selbstmotiviert ist der Patient? Wie steht es um die Unterstützung seines sozialen Umfeldes hinsichtlich seiner Bemühungen, sich psychotherapeutisch behandeln zu lassen? Ist Einsichtsfähigkeit für psychosomatische Zusammenhänge vorhanden? Wie bietet er seine Symptome dar?

Während für die Diagnose des Schweregrades einer seelischen Störung die krankheitswertigen Symptome besonders wichtig sind, ist es für die Einschätzung von Motivation und Prognose der subjektive und soziale Kontext der Patienten. Der Umfang der sozialen Unterstützung oder des persönlichen Krankheitsverständnisses hat einen großen Einfluss auf den Verlauf der Psychotherapie.

Wie das Scheitern zum Leben gehört, so kann es sich auch in der Psychotherapie ereignen. **Die wissenschaftliche Forschung zu den Gründen des Scheiterns in der Psychotherapie steckt derzeit noch in den Anfängen.** Es ist Teil der *Tiefenpsychologisch fundierten Psychotherapie*, ein mögliches Scheitern der Zusammenarbeit zu thematisieren. Oft kann gerade dann eine Konfliktthematik einer wirklichen Klärung zugeführt werden. Es kann aber auch eine grundlegende Differenz zwischen Patient und Psychotherapeut deutlich werden, auf die eventuell am sinnvollsten mit einem **Therapeutenwechsel** geantwortet wird. Der Therapeutenwechsel ist zuweilen ein wirkungsvoller Bestandteil psychotherapeutischer Interventionen.

Während der psychotherapeutischen Arbeit intensiviert sich die Beziehung zwischen Patient und Psychotherapeut. Die Beziehung selbst wird auf ihre Weise ebenfalls fokussiert. Der Psychotherapeut wird zur aktuellen Bezugsperson des Patienten; der Patient wird zur aktuellen Bezugsperson des Psychotherapeuten. Im psychotherapeutischen Dialog aktualisieren der Patient und der Psychotherapeut ihre Beziehungsmuster, mit der Maßgabe, sie hinsichtlich der seelischen Störungen des Patienten einer Klärung zuzuführen. Wesentlicher Bestandteil einer gelingenden Psychotherapie ist die gelingende Integration dieser psychotherapeutischen Beziehung.

Eine Tiefenpsychologisch fundierte Psychotherapie erfor-

dert eine schriftliche Dokumentation der diagnostischen Erhebungen und der wesentlichen Inhalte der psychotherapeutischen Interventionen.

Für das Gelingen einer *Tiefenpsychologisch fundierten Psychotherapie* – wozu auch ein gelungener Abschluss der Arbeit gehört – sind die Perspektiven bedeutsam, an denen sich ein Psychotherapeut ausrichtet. Perspektiven sind Bezugssysteme der psychotherapeutischen Wirksamkeit. Es macht einen großen Unterschied, ob ein Psychotherapeut lediglich psychopathologisch oder auch salutogenetisch orientiert ist, ob er lediglich die Störungen thematisiert oder auch die Ressourcen und Entwicklungspotenziale des Patienten.

Bei der Aktivierung salutogenetischer Potenziale wird auch die in der Freud-Adler-Kontroverse **umstrittene Frage nach pädagogischen Techniken in der Psychotherapie** erneut bedeutsam. Ermutigung, Ratschläge und Perspektivenerweiterung haben in der *Tiefenpsychologisch fundierten Psychotherapie* ihren Platz und harren noch einer wissenschaftlich-systematischen Aufarbeitung.

Die *Tiefenpsychologisch fundierte Psychotherapie* ist ein aktuell wirksames Beziehungsgeschehen. Behandlungstechniken bzw. **Interventionstechniken sind aus dieser interpersonalen Perspektive zugleich Kommunikationstechniken**. Auch diese Dimension ist bis heute wissenschaftlich wenig reflektiert und systematisiert.

Wie es eine Kunst ist, jede psychotherapeutische Sitzung sinnvoll und pünktlich abzuschließen, so ist es eine Kunst, die Psychotherapie als Ganzes sinnvoll abzuschließen. Vor allem Patienten, bei denen ein Abhängigkeits-Autonomie-Konflikt oder ein Versorgtwerden-Autarkie-Konflikt besonders wirksam ist, neigen zur unendlichen Psychotherapie. Aber auch auf Seiten der Psychotherapeuten ist diese Tendenz nicht selten zu beobachten.

Es ist sehr hilfreich, während der Psychotherapie nicht nur die Bindungsfähigkeiten eines Patienten zu würdigen und zu entwickeln, sondern auch seine **Fähigkeiten, sich zu trennen**. Jedes nahende Ende einer Sitzung bietet hierfür Gelegenheit. So kann der Patient durch eine intensive und gelingende Psychotherapie hindurch auf die Ablösung am **Ende der Zusammenarbeit** eingestimmt werden. Ein verbindlicher Abschluss der psychotherapeutischen Arbeit, der als Erfolg erlebt werden kann und soll, trägt auf Dauer deutlich zur Stabilisierung des Selbstwerts von PatientInnen bei.

Eine gelingende Psychotherapie steigert die Fähigkeit der PatientInnen zur Selbsterkenntnis, Selbstbesinnung und Selbstverantwortung. Wenn ein Patient gelernt hat, aus seinen eigenen Erfahrungen zu lernen, wenn er seinen Anteil an den entstandenen Schwierigkeiten zu untersuchen und zu verstehen lernt und diese Erkenntnisse auf sein Leben anwenden kann, dann wirkt eine Psychotherapie über die Behebung der aktuellen krankheitswertigen Störungen hinaus auch präventiv und prophylaktisch. In diesem Sinne kann eine *Tiefenpsychologisch fundierte Psychotherapie* das Potenzial zur Selbsterziehung und Selbsttherapie der Patienten durchaus steigern.

Behandlungstechniken als Erkenntnistechniken

Ganz selbstverständlich wird angenommen, dass in einer *Tiefenpsychologisch fundierten Psychotherapie* Unbewusstes bewusst gemacht, Unverstandenes verstanden und die Selbsterkenntnis der Patienten gesteigert, vertieft und erweitert werden soll.

Also handelt es sich in der *Tiefenpsychologisch fundierten Psychotherapie* um Erkenntnisprozesse. Damit sind Behandlungstechniken aber auch Erkenntnistechniken.

Erstaunlicherweise wird aber sowohl die Arbeit der PsychotherapeutInnen als auch der Heilungsprozess der PatientInnen bis heute kaum unter diesen Gesichtspunkten reflektiert. Schon gar nicht dürfen wir eine systematische Wissenschafts- und Erkenntnistheorie der *Tiefenpsychologisch fundierten Psychotherapie* erwarten. Die *Tiefenpsychologisch fundierte Psychotherapie* ist aus praktischen Bedürfnissen entstanden. Ihre theoretische Reflexion und Fundierung wird erst in den letzten Jahren – seit der Verabschiedung des Psychotherapeutengesetzes – vermehrt betrieben.

Vor diesem Hintergrund können auch meine nachfolgenden Überlegungen nicht mehr als essayistische Ausführungen zum Thema sein.

Psychotherapeutische Hermeneutik

Psychotherapie als Behandlung seelischer Krankheiten im Sinne der Richtlinien setzt voraus, dass das Krankheitsgeschehen als ein ursächlich bestimmter Prozess verstanden wird, der mit wissenschaftlich begründeten Methoden untersucht und in einem Theoriesystem mit einer Krankheitslehre definitorisch erfasst wird. Die Theoriesysteme müssen seelische und körperliche Symptome als Ausdruck des Krankheitsgeschehens eines ganzheitlich gesehenen Menschen wahrnehmen und berücksichtigen. Sie müssen den gegenwärtigen, lebensgeschichtlichen und gesellschaftlichen Faktoren in ihrer Bedeutung für das Krankheitsgeschehen gerecht werden. Voraussetzung ist ferner, dass der Krankheitszustand in seiner Komplexität erfasst wird, auch dann, wenn nur die Therapie eines Teilzieles angestrebt werden kann.

Tiefenpsychologisch fundierte Psychotherapie ist hermeneutische Praxis. Hermeneutik als Theorie des Verstehens ist zuständig für die Klärung der Sinndimensionen und Erkenntnisdimensionen von Psychotherapie. Diese bis heute kaum geleisteten Forschungen wären auch konkret behandlungstechnisch bedeutsam, wenn wir der Überlegung breiteren Raum gäben, dass Behandlungstechniken als Erkenntnistechniken zu formulieren sind. So gesehen erscheint die Bedeutung der Deutung von Träumen, Kindheitserinnerungen, Tagesresten, Symptomen, Phantasien usw. in einem neuen Licht.

Vom Symptom zum Konflikt

Krankheitswertige Störungen erweisen sich als Antworten auf Konflikte. Wir erschließen uns diese Konflikte, indem wir der goldenen Regel der Psychoanalyse folgen: Alles, was den PatientInnen in den Sinn kommt, was sie somatisch, seelisch und geistig erleben, beziehen wir in die Zusammenhangsbetrachtungen ein. Nichts scheinbar Unwichtiges, Peinliches, Kleinliches, Nebensächliches usw. wird außer Acht gelassen.

So erkunden wir den inneren Zusammenhang des Seelenlebens von Menschen, die an seelischen Störungen leiden. Dabei achten wir nicht nur auf konflikthaftes Erleben, sondern auch auf die Inhalte der Konflikte. Diese Zusammenhangsbetrachtung ist Bewusstmachung bisher unverstandener seelischer Erlebnisse. Dieser Weg vom Symptom zur seelischen Zusammenhangsbetrachtung führt auch in die Beschreibung und Analyse lebensgeschichtlicher Zusammenhänge hinein.

Die PatientInnen können auf diese Weise ihre Symptome akzeptieren lernen. Ja noch mehr: wir machen die Symptome zu unseren Mitarbeitern. Immer wenn sich Symptome einstellen, befragen wir sie auf ihren Reaktionszusammenhang hin. Über die Symptome finden wir den Weg zu den Konflikten. Indem wir uns die Konflikte inhaltlich und psychodynamisch bewusst machen, kommen die Patienten in die Lage, auf diese Konflikte flexibler zu reagieren. Sie erschließen sich einerseits lebensgeschichtlich bereits vorhandene, aber unterentwickelte alternative Reaktionsweisen – ihr eigenes heilendes Potenzial. Andererseits öffnen sie sich über das bisher Verinnerlichte hinaus für weitere Spielarten menschlicher Antworten auf Konflikte und Anforderungen des Lebens.

Vom Symptom zur ganzheitlichen Selbsterkenntnis und Lebensgestaltung

Folgende Arbeitsweise als psychotherapeutische Technik ist sehr hilfreich: Wir geben dem jeweiligen Symptom (Ängste, somatische Beschwerden, Schuldgefühle usw.) Raum, wodurch sich die PatientInnen ernst und angenommen fühlen. Im Symptom bringen die PatientInnen die Psychodynamik ihrer Konfliktreaktion zum Ausdruck.

Wie können wir vom Symptom ausgehend die Psychodynamik verstehen? Menschen in ihren seelischen Störungen sind bewusst und unbewusst auf Teile ihres Lebensganzen fixiert. An seelischen Störungen leidende Menschen sind fixiert auf ihre

Depressionen, auf ihre Ängste, auf ihre Schuldgefühle, auf ihre körperlichen Beschwerden, auf ihre Hemmungen, auf ihre Minderwertigkeitskomplexe, auf ihre Misserfolge usw. Sie bohren sich in das schwarze Loch ihrer Selbstentwertung hinein. Sie gehen in ihren seelischen und körperlichen Schmerzen auf. Sie denken nur noch an ihre Arzneimittel. Sie vertiefen sich in das Erlebnis ihrer Symptome. Am Ende sind sie ihnen verfallen.

Für eine gelingende Psychotherapie seelischer Störungen ist es von nachhaltiger Bedeutung, ob wir mit dem Patienten zusammen alte Lebenssinnstrukturen rekonstruieren und neue Sinndimensionen erschließen können.

Ein erster wichtiger Schritt aus dem Dunkel krankheitswertiger Störungen heraus ist die Erkenntnis, dass die Störung selbst sinnvoll ist. Erschöpfungsdepressionen beispielsweise sind eine nachvollziehbare Reaktion auf äußerst belastende Lebensereignisse. Sie sind eine stark emotionale Reaktion, in der der Leidende sehr intensiv zum Ausdruck bringt, dass er seelisch in eine Sackgasse geraten ist. Die Krankheit ist die Auswirkung einer spezifischen Sozialisation und einer unbewussten Lebenseinstellung. In der Psychotherapie können alternative Weisen, auf Konflikte zu reagieren, erschlossen werden. Das Leiden kann eine Schule zu einem tieferen und weiteren Lebensverständnis werden.

Tiefenpsychologisch fundierte Psychologie ist Tiefenhermeneutik seelischer Konflikte: vom Symptom zum Konflikt, vom Aktualkonflikt zum inneren Konflikt, vom inneren Konflikt zum Grundkonflikt, von der Lebensgeschichte wieder zum Hier und Jetzt der aktuellen Lebenssituation, um die Zukunft neu zu erschließen. Im hermeneutischen Verstehensprozess eignen wir uns unsere Symptome, unsere Konflikte, unsere Bedürfnisse und Lebensmöglichkeiten an. Dieser hermeneutische Prozess geschieht im kritischen psychotherapeutischen Dialog.

9 Aus- und Weiterbildung in Tiefenpsychologisch fundierter Psychotherapie

> Die Zukunft hat viele Namen.
> Für die Schwachen ist sie die Unerreichbare,
> für die Furchtsamen ist sie die Unbekannte,
> für die Tapferen ist sie die Chance!
> *Victor Hugo*

Ärzte durchlaufen die Ausbildung in *Tiefenpsychologisch fundierter Psychotherapie* als Weiterbildung, die entweder im Rahmen einer Facharztweiterbildung (z. B. Gebiet Psychiatrie und Psychotherapie oder Gebiet Psychosomatische Medizin und Psychotherapie) stattfindet oder im Erwerb eines psychotherapeutischen Zusatztitels besteht. Für die Anerkennung von Weiterbildungsinstituten sind die jeweiligen Landesärztekammern zuständig. Über die jeweiligen Anforderungen hinsichtlich der unterschiedlichen Qualifizierungen erteilen anerkannte Weiterbildungsinstitute Auskunft.

Für Psychologische Psychotherapeuten und Kinder- und Jugendlichenpsychotherapeuten findet die Ausbildung in *Tiefenpsychologisch fundierter Psychotherapie* in Einrichtungen statt, die nach dem Psychotherapeutengesetz staatlich anerkannt sind. Diese Ausbildungsstätten befinden sich entweder in freier Trägerschaft oder sie sind Einrichtungen an Universitäten. Im Rahmen der gesetzlich geregelten Ausbildungs- und Prüfungsordnung setzen sie die dort geforderten Inhalte im Lehrbetrieb über entsprechende Lehrpläne (Curriculum) um. Verbindliche Grundlage für den schriftlichen Teil der Prüfungen ist der in den Ausbildungs- und Prüfungsverordnungen der jeweiligen Bundesländer festgelegte Prüfungsstoff. Ein vom Institut für medizinische und pharmazeutische Prüfungsfragen (IMPP), einer rechtsfähigen Anstalt des öffentlichen Rechts, herausgegebener Gegenstandkatalog konkretisiert diese Inhalte. Die Ausbildung erfolgt entweder in einer dreijährigen Vollzeitausbildung oder in einer fünfjährigen berufsbegleitenden Ausbildung. Nähere Auskünfte erteilen die jeweiligen Ausbildungsinstitute.

Die *Tiefenpsychologisch fundierte Psychotherapie* verfügt als Psychodynamische Psychotherapie über elaborierte Theoriegebäude, sowohl im Hinblick auf Theorien zur menschlichen Entwicklung als auch zur Entstehung von psychischen Störungen und ihrer Behandlung. Die tiefenpsychologisch fundierte Theorieentwicklung ist – so der Wissenschaftliche Beirat Psychotherapie – gekennzeichnet durch einen stetigen Wandel bzw. eine ständige (Weiter-)Entwicklung. Bei der Vielzahl von Theorien zur Erklärung ein und desselben Phänomens sind Widersprüche zwischen den Erklärungsansätzen nicht ausgeblieben. Manche Theorien wurden durch die Forschung widerlegt, andere als unbeweisbar beiseite gelegt und wiederum andere bestätigt. Verstärkt sind auch in den letzten Jahrzehnten theoretische Konzepte für bestimmte Störungen, z. B. für Persönlichkeitsstörungen, entwickelt worden, die sich in Modifikationen der klassischen Behandlungstechnik niedergeschlagen haben.

Angesichts der Vielfalt der Methoden und Techniken der *Tiefenpsychologisch fundierten Psychotherapie* darf sich nach Ansicht des Wissenschaftlichen Beirats Psychotherapie die Aus- bzw. Weiterbildung nicht auf einzelne Methoden, Techniken oder Anwendungsbereiche beschränken. Zuletzt vertritt der Wissenschaftliche Beirat Psychotherapie sogar die Auffassung, dass die gemeinsame theoretische Basis der Tiefenpsychologisch fundierten und der Psychoanalytischen Psychotherapie eine einheitliche Aus- und Weiterbildung in dem Verfahren der Psychodynamischen Psychotherapie erfordern würde. Wir dürfen gespannt sein, wie sich Theorie, Ausbildung und Praxis der *Tiefenpsychologisch fundierten Psychotherapie* in den nächsten Jahren weiter gestalten werden.

10 Anhang

»Jeder neue Gegenstand,
wohl beschaut,
schließt ein neues
Organ in uns auf.«

Johann Wolfgang von Goethe

Literatur- und Quellenverzeichnis

Bücher

Adler, Alfred: Über den nervösen Charakter, Frankfurt am Main 1972
ders.: Der Sinn des Lebens, Frankfurt am Main 1973
ders.: Die Technik der Individualpsychologie 1. Die Kunst, eine Lebens- und Krankengeschichte zu lesen, Frankfurt am Main 1974
Arbeitskreis OPD: Operationalisierte Psychodynamische Diagnostik – Grundlagen und Manuale, Bern 1996, ²1998
Balint, Michael: Therapeutische Aspekte der Regression. Die Theorie der Grundstörung, Stuttgart 1970
ders.: Focal psychotherapy, London 1972
Bellak, L. / Small L.: Kurzpsychotherapie und Notfallpsychotherapie, Frankfurt am Main 1972
Boessmann, Udo: Psychoanalytisch und tiefenspsychologisch fundierte Berichte an den Gutachter schnell und sicher schreiben, Bonn 2000
ders.: Praktischer Leitfaden für tiefenpsychologisch fundierte Richtlinientherapie, Bonn 2001
ders. (Hrsg.): Psychodynamische Therapie bei Kindern und Jugendlichen, Bonn 2004
ders. / Peseschkian, Nossrat: Positive Ordnungstherapie. Gebrauchsanleitung für die ganzheitsmedizinische Praxis, Stuttgart 1995
Brunner, Reinhard / Kausen, Rudolf / Titze, Michael (Hrsg.): Wörterbuch der Individualpsychologie, München – Basel 1985
Bundesausschuss der Ärzte und Krankenkassen: Richtlinien des Bundesausschusses der Ärzte und Krankenkassen über die Durchführung der Psychotherapie (Psychotherapie-Richtlinien) in der Fassung vom 11. Dezember 1998
Behnsen, Erika / Bernhardt, Andrea: Psychotherapeutengesetz. Erläuterte Textausgabe zur Neuordnung der psychotherapeutischen Versorgung, Bonn 1999
Dilling, H. / Mombour, W. / Schmidt, M.H. (Hrsg.): Internationale Klassifikation psychischer Störungen (ICD-10), Bern etc. 2002
Dührssen, Annemarie: Ein Jahrhundert Psychoanalytische Bewegung, Göttingen 1994
dies.: Dynamische Psychotherapie. Ein Leitfaden für den tiefenpsychologisch orientierten Umgang mit Patienten, Göttingen ²1995
dies.: Die biographische Anamnese unter tiefenpsychologischem Aspekt, Göttingen ⁴1997
Faber, F. R. / Dahm, A. / Kallinke, D.: Faber/Haarstrick: Kommentar Psychotherapie-Richtlinien, München – Jena 1999
Freud, Sigmund: Selbstdarstellung – Schriften zur Geschichte der Psychoanalyse, Frankfurt am Main 1971
ders.: Schriften zur Behandlungstechnik, Studienausgabe Ergänzungsband, Frankfurt am Main 1975
Hoffmann, S.O. / Hochapfel, G.: Neurosenlehre, Psychotherapeutische und Psychosomatische Medizin, Stuttgart 1995
Hohage, Roderich: Analytisch orientierte Psychotherapie in der Praxis. Diagnostik. Behandlungsplanung. Kassenanträge, Stuttgart 2004

Horney, Karen: Unsere inneren Konflikte. Neurosen in unserer Zeit – Entstehung, Entwicklung und Lösung, München 1973
Institut für medizinische und pharmazeutische Prüfungsfragen (IMPP): Die staatliche Prüfung für Aufgabenheft Psychologische Psychotherapie. 80 Beispielaufgaben zur Vorbereitung auf den schriftlichen Teil der Staatsprüfung, Mainz 2004
Jaeggi, Eva / Güdde, Günter / Hegener, Wolfgang / Möller, Heidi: Tiefenpsychologie lehren – Tiefenpsychologie lernen, Stuttgart 2003
Jung, C.G.: Archetypen, Olten 1971
ders.: Welt der Psyche, München 1978
Kassenärztliche Bundesvereinigung (Hrsg.): Erläuterungen zur Neufassung der Psychotherapie-Richtlinien, in: *Deutsches Ärzteblatt 95, Heft 51-52 (21.12.1998),* Seite A-3308
Keil-Kuri, Eva: Kassenanträge – Denkanstoß statt Angstpartie. Das notwendige Know-how zur rationellen und erfolgreichen Abfassung, Stuttgart – New York 2005
König, Karl: Was ist Psychoanalyse? Düsseldorf – Zürich 2002
Kornbichler, Thomas: Wann hilft eine Psychotherapie?, Stuttgart 2005
ders.: Aufbruch aus der Depression. Neue Wege zur Heilung, Stuttgart 2004
ders.: Die Kunst, sich in den Richtigen zu verlieben, Stuttgart 2004, ²2005
ders.: Nossrat Peseschkian – Morgenland/Abendland – Positive Psychotherapie im Dialog der Kulturen, Frankfurt/Main 2003
ders.: Die Sucht, ganz oben zu sein. Zur Psychopathologie des Machtstrebens, Frankfurt/M 1996
ders.: Psychobiographie (Trilogie)
Bd.1: Tiefenpsychologie und Biographik. Ein Beitrag zur Wissenschaftsgeschichte, Frankfurt/M. – Bern – New York – Paris 1989
Bd.2: Adolf-Hitler-Psychogramme, Frankfurt/M. – Bern – New York – Paris 1994
Bd.3: Lebensgeschichte und Selbsterkenntnis, Frankfurt/M. – Bern – New York – Paris 1994
ders.: Wilhelm Reich. Enfant terrible der Psychoanalyse. Jenseits von Sigmund Freud?, Berlin 1989
ders.: Die Entdeckung des siebten Kontinents. Der bürgerliche Revolutionär Sigmund Freud, Frankfurt/M. 1989
Küchenhoff, Joachim: Psychodynamische Kurz- und Fokaltherapie. Theorie und Praxis, Stuttgart 2005
Leichsenring, Falk (Hrsg.): Lehrbuch der Psychotherapie – Bd. 2 Psychoanalytische und Tiefenpsychologisch fundierte Psychotherapie, München 2004
Lutz, Wolfgang / Kosfelder, Joachim / Joormann, Jutta (Hrsg.): Misserfolge und Abbrüche in der Psychotherapie. Erkennen – Vermeiden – Vorbeugen, Bern 2004
Mentzos, Stavros (Hrsg.): Angstneurose. Psychodynamische und psychotherapeutische Aspekte, Frankfurt am Main 1984
ders.: Neurotische Konfliktverarbeitung. Einführung in die psychoanalytische Neurosenlehre unter Berücksichtigung neuer Perspektiven, Frankfurt am Main 2003
Peters, Uwe Henrik: Psychiatrie und medizinische Psychologie von A – Z. Wörterbuch mit ca. 9.000 Fachbegriffen und Synonymen, München – Wien – Baltimore o.D.

Peseschkian, Nossrat: Psychosomatik und Positive Psychotherapie, Frankfurt am Main 1993
ders.: Wiesbadener Inventar zur Positiven Psychotherapie und Familientherapie (WIPPF), Berlin – Heidelberg – New York 1988
Rattner, Josef: Klassiker der Tiefenpsychologie, München 1990
Reich, Wilhelm: Charakteranalyse, Frankfurt am Main 1973
Reimer, C. / Rüger, U. (Hrsg.): Psychodynamische Psychotherapien. Lehrbuch der tiefenpsychologisch orientierten Psychotherapien, Heidelberg 2000, ²2003
Roth, Wolfgang: Einführung in die Psychologie C.G. Jungs, Düsseldorf – Zürich 2003
Schauenburg, H. / Buchheim, P. / Cierpka, M. / Freyberger, H. J. (Hrsg.): OPD in der Praxis – Konzepte, Ergebnisse, Anwendungen der operationalisierten psychodynamischen Diagnostik, Bern 1998
Schneider, W. / Freyberger, H. J. (Hrsg.): Was leistet die OPD?, Bern 2000
Senf, Wolfgang / Broda, Michael (Hrsg.): Praxis der Psychotherapie. Ein integratives Lehrbuch, Stuttgart 2005
Springer Verlag (Hrsg.): Prüfungsfragen Psychotherapie. Fragensammlung mit kommentierten Antworten, Berlin – Heidelberg 2004
Sulz, Serge K. D. (Hrsg.): Kurzpsychotherapien. Wege in die Zukunft der Psychotherapie, München 1998
Tress, Wolfgang / Kruse, Johannes / Ott, Jürgen (Hrsg.): Psychosomatische Grundversorgung, Stuttgart 2003
Watzlawick, Paul / Nardone, Giorgio (Hrsg.): Kurzzeittherapie und Wirklichkeit, München 2003
Wöller, Wolfgang / Kruse, Johannes: Tiefenpsychologisch fundierte Psychotherapie, Stuttgart 2005

Weitere Informationsquellen

Psychotherapie-Vereinbarung
Die Kassenärztliche Bundesvereinigung, K. d. ö. R., Köln
einerseits
und der AOK-Bundesverband, K. d. ö. R., Bonn,
Bundesverband der Betriebskrankenkassen, K. d. ö. R., Essen,
IKK-Bundesverband,
K. d. ö. R., Bergisch-Gladbach,
Bundesverband der landwirtschaftlichen Krankenkassen,
K. d. ö. R., Kassel,
Bundesknappschaft, K. d. ö. R., Bochum,
See-Krankenkasse, Hamburg
andererseits
schließen als Anlage zum Bundesmantelvertrag-Ärzte (BMV-Ä)
die Vereinbarung über die Anwendung von Psychotherapie
in der vertragsärztlichen Versorgung (Psychotherapie-Vereinbarung)
(Fassung vom 07. Dezember 1998)
Diese Psychotherapievereinbarung ist inhaltsgleich der Anlage 1 des Arzt-/Ersatzkassenvertrags. Die einzige inhaltliche Abweichung findet sich im § 14 Abs. 3 der Anlage 1 des Arzt-/Ersatzkassenvertrags. Danach können Testverfahren während einer Psychotherapie grundsätzlich nicht abgerechnet werden.

Nützliche Adressen – wenn Sie psychotherapeutische Hilfe brauchen

Tiefenpsychologisch fundiert arbeitende PsychotherapeutInnen finden Sie über:

Deutscher Psychotherapeutenverband (DPTV) e.V.
Am Karlsbad 15, 10785 Berlin
Tel.: 030-2350090   Fax: 030-23500944
Email: bgst@dptv.de   www.psychotherapeuten-liste.de

Deutsches Ärztenetz   www.arzt.de

Kassenärztliche Bundesvereinigung (KBV)
Postfach 12 02 64, 10592 Berlin
Email: ikoerver@kbv.de   www.kbv.de

Berufsverband Deutscher Psychologinnen und Psychologen
PID Psychotherapie-Informationsdienst
Oberer Lindweg 1, 53129 Bonn
Tel.: 0228-746699
Email: wd-pid@t-online.de   www.psychotherapiesuche.de

Informationen zu Selbsthilfegruppen finden Sie über

Bundesverband Psychiatrie-Erfahrener
Tel.: 0234-68705552   Fax: 0234-68705552
Email: bpe@psychiatrie.de

Bundesverband der Angehörigen psychisch Kranker e.V.
Thomas-Mann-Straße 49a, 53111 Bonn
Tel.: 0228-632646   Fax: 0228-658063
Email: bapk@psychiatrie.de

Deutsche Gesellschaft für Soziale Psychiatrie (DGSP) – Bundesgeschäftstelle,
Stuppstraße 14, 50823 Köln
Tel.: 0221-511002   Fax: 0221-529903
Email: dgsp@dgsp-ev.de

Nützliche Adressen, wenn Sie sich für Aus-, Weiter- und Fortbildungen interessieren

Deutsche Fachgesellschaft für Tiefenpsychologie (DFT e.V.)
Humboldtstr. 50 a, 22083 Hamburg
Tel.: 040-22757500   Fax: 040-22757501
Email: info@dft-online.de   www.DFT-online.de

Institut für medizinische und pharmazeutische Prüfungsfragen (IMPP)
Große Langgasse 8
55116 Mainz
Tel.: 06131-2813-0   Fax: 06131-2813-800
Internet: www.impp.de

Märkisches Institut für Psychotherapie
Dammchen 17, 15837 Baruth-Schöbendorf
Tel.: 033704-66134   Fax: 033704-66133
Email: info@maerkisches-institut.de   www.maerkisches-institut.de

Telos-Institut gGmbH
Kindermannstr. 9, 80637 München
Tel.: 089-152855   Fax: 090-15982044
Email: telos@telos-institut.de   www.telosinstitut.de

Wiesbadener Akademie für Psychotherapie (WIAP)
Langgasse 36, 65183 Wiesbaden
Tel.: 0611-373707   Fax: 0611-39990
Email: info@wiap.de   www.wiap.de

Wissenschaftlicher Beirat Psychotherapie
Tel. 030-2787850   Fax: 030-27878544
Email: info@bptk.de   www.wbpsychotherapie.de

Deutscher Psychotherapeutenverband (DPTV) e.V.
Am Karlsbad 15, 10785 Berlin
Tel.: 030-2350090   Fax: 030-23500944
Email: bgst@dptv.de   www.dptv.de

Die Aufarbeitung der Geschichte der Psychotherapie ist Aufgabe von
Psyche – Museum für Psychotherapie
Träger: ich e.V. – gemeinnützig anerkannter Verein
Dämmchen 17, 15837 Baruth-Schöbendorf
Tel.: 033704-66544   Fax: 033704-66133
Email: info@psyche-museum.de   www.psyche-museum.de

Bitte um Feedback

Die Informationen für dieses Buch wurden sorgfältig recherchiert. Falls Sie über aktuellere Informationen verfügen sollten, bitten wir Sie, uns dies mitzuteilen.

Märkisches Institut für Psychotherapie (MIP)
Dämmchen 17
15837 Baruth-Schöbendorf
Tel.: 033704-66134
Fax: 033704-66133
Email: info@maerkisches-institut.de
www.maerkisches-institut.de